軸性脊椎関節炎

―診断からリハビリ・患者指導まで―

浦野房三 篠ノ井総合病院
リウマチ膠原病センター長 著

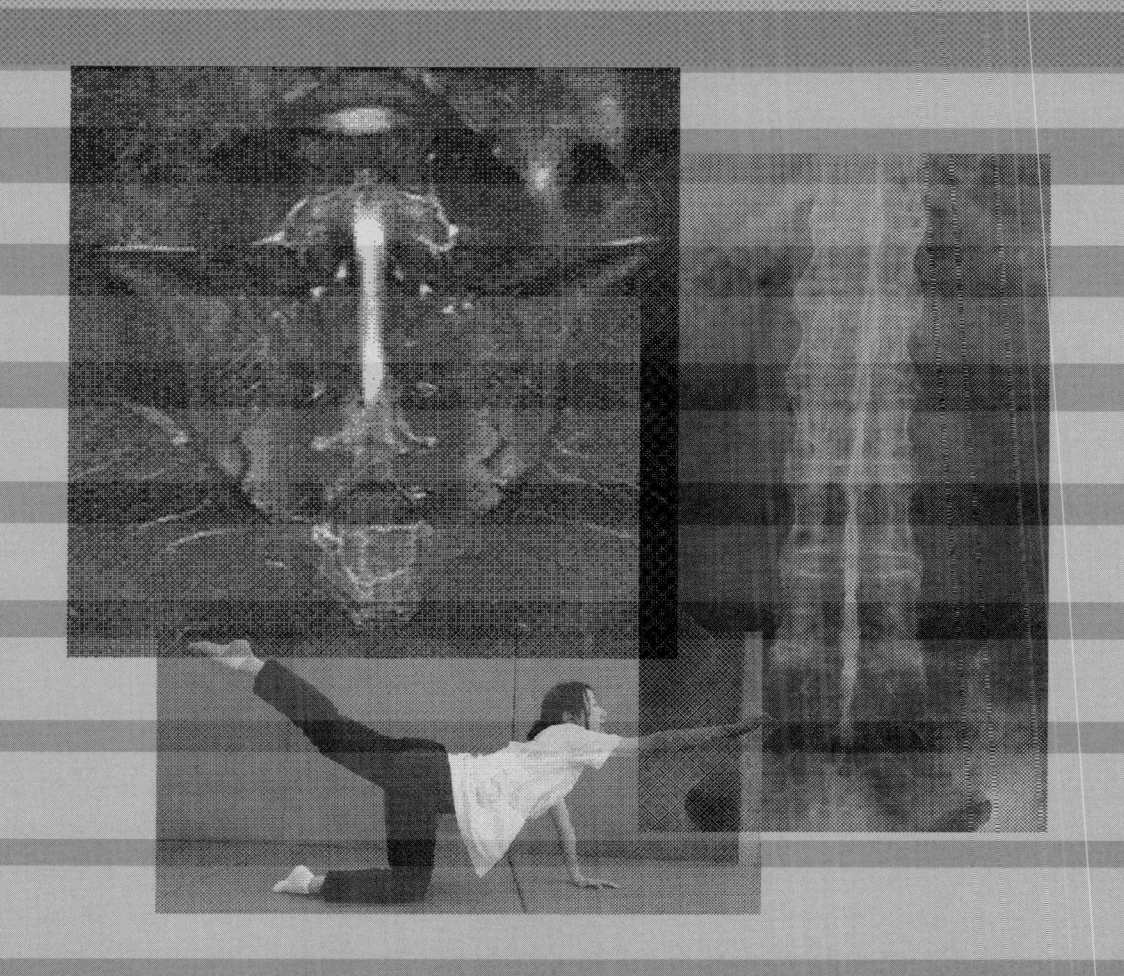

株式会社 新興医学出版社

Axial Spondyloarthritis
—— diagnosis, treatment, rehabilitation and guidance for patients with spondyloarthritis ——

Arthritis and Lupus Center, JA Nagano Koseiren Shinonoi General Hospital
Assistant of President, Director of Arthritis and Lupus Center, Director of Rheumatology
Fusazo Urano, MD, PhD

©2014 published by
SHINKOH IGAKU SHUPPAN CO., LTD TOKYO.
Printed & bound in Japan

はじめに

　2008年に「症例から学ぶ脊椎関節炎」を上梓してから5年を経過した。この間に欧米では脊椎関節炎（SpA：spondyloarthritis）に新しい動きがあり，新分類基準が提唱された。その動きは欧米のみならずアジア諸国のリウマチ専門医も注視しており，新たな研究成果が発表されている。まさに今が脊椎関節炎の転換期である。

　今回，その動きを見つめながら，主に脊椎関節炎の中核群である軸性脊椎関節炎（axial SpA：axial spondyloarthritis）を取り上げた。また，脊椎関節炎の中でも乾癬性関節炎（PsA：psoriatic arthritis）はとりわけ重要な病型であるので，付録として取り上げた。今回，その他のSAPHO症候群，反応性関節炎，炎症性腸疾患に伴う関節炎などについては割愛した。

　付着部炎が脊椎関節炎の本態といわれて久しい。しかし，本邦ではこの病態がいまだに十分に浸透しているとはいえず，患者本人は最大の影響を受けているが，医療関係者も診断に難渋している症例の中に，この病態が根底にあることに気づいていないことが多い。得てして，この疼痛病態が心因性，あるいは精神医学的疾患と誤診されていることが多く，この病態を有する患者群は有病率が高いにもかかわらず，通常の医療を受けられていない症例が多い。

　さて，脊椎関節炎の海外の状況はどうであろうか？　2012年6月，ドイツ・ベルリンの欧州リウマチ学会（EULAR）に参加してさまざまな状況を知ることができた。参加者は15,000名，関節リウマチ（RA：rheumatoid arthritis）の演題数は800題超，そして，脊椎関節炎は300題に迫る勢いであった。また，リウマチ病のMRI画像診断に関するセッションでは，脊椎関節炎に関する内容が多く，近年，MRIが脊椎関節炎では最も重要な画像診断法とされている。

　また，リウマチ病のMRI画像診断に関するセッションでは，関節リウマチの次に脊椎関節炎が数多く発表されていたのは驚きであった。演題名では強直性脊椎炎（AS：ankylosing spondylitis）の疾患名の代わりに，軸性脊椎関節炎が数多く使用されていた。

　治療に関しては現在，生物学的製剤が活況を呈している。国際脊椎関節炎評価学会（ASAS：Assessment of SpondyloArthritis International Society）のrecommendationではNSAIDsが効かない場合は生物学的製剤が推奨されている。軸性脊椎関節炎と診断された場合，生物学的製剤の適応があるということである。

　一方，2014年現在の日本の現状をみると，保険適応が認められている生物学的製剤はインフリキシマブ（レミケード®），アダリムマブ（ヒュミラ®）の2剤のみであり，この疾患群自体が国内には十分浸透していないために，患者はいまだにドクターショッピングを続けている。欧州と日本のあまりの違いに愕然とする出張であった。中国・台湾では新しい考え方に準拠した発表が増えており，欧米の主要な学会誌にもアジアからの投稿が多い。脊椎関節炎の本態は付着部炎であるという認識がすでに国際的にも常識となっている。仙腸関節炎をはじめとして，四肢・体幹の付着部炎を追求する研究あるいは診療は日進月歩である。生物学的製剤の発達は診断学に影響を与え，また，画像診断の進歩は軸性脊椎関節炎の分類基準が浸透する時代に入っている。最近の調査報告では診断の遅延は生命予後を悪化させるといわれており，リウマチ専門医はこれらを認識すべきではないだろうか。

　そして，2013年3月，都内のある施設に私と他3名のリウマチ医と放射線科医が集合した。「多発性付着部炎研究会」の初回の世話人会である。国内の状況を憂いながら，研究会を立ち上げた。この会は今後の我が国の脊椎関節炎診療と研究への試金石ともいうべき会合となった（4頁コラム参照）。

　冒頭でもふれたように「症例から学ぶ脊椎関節炎」を執筆して以来，5年が経った。本邦のリウマチ学の中で脊椎関節炎は徐々にではあるが，重要視されつつある。最近の脊椎関節炎の動向などを踏まえ，今回の原稿をまとめたつもりである。今後の日本における発展を祈念しつつ上梓したい。

　最後に，本稿の未分化型脊椎関節炎に関する記述および第5章の「ADL指導とリハビリテーション」などはそれぞれ参考とした著書がある。前者はZeidler Hの「Undifferentiated Spondyloarthritis」，後者はKhan MAの「the Facts Ankylosing Spondylitis」である。これらの内容を正確に翻訳し，情報を提供していただいた安曇野市在住，田島彰子氏に深謝申し上げる。また，AS体操の写真撮影については篠ノ井総合病院リハビリテーション科およびその理学療法士 石川亜季氏に深謝申し上げる。

　2014年3月

浦野　房三

目 次

第1章 脊椎関節炎総論 … 1

1 疫学 … 5
2 臨床像 … 6
　(1) 付着部炎 … 8
　(2) 多発性付着部炎と線維筋痛症(FM)との関係 … 8
　(3) 未分化型脊椎関節炎(uSpA)の自然経過 … 10
　(4) 軸性脊椎関節炎(axial SpA)の提唱 … 10
3 診断の要点 … 11
4 これからの脊椎関節炎(SpA)分類 … 13
5 鑑別診断 … 13
　(1) 関節リウマチ(RA) … 13
　(2) リウマチ性多発筋痛症 … 14
　(3) 線維筋痛症(FM) … 14
　(4) 慢性疲労症候群 … 14
　(5) 結合組織病(膠原病) … 14
　(6) 整形外科的疾患 … 15
6 合併症 … 15
　(1) 脊椎関節炎(SpA)サブグループの関節外症状 … 15
　　① 眼科疾患 … 15
　　② 皮膚科疾患 … 15
　　③ 炎症性腸疾患 … 15
　　④ 感染症 … 16
　(2) 肺障害 … 16
　(3) 循環器系合併症 … 16
　(4) 骨粗鬆症 … 16
7 疾患活動性の指標 … 17

第2章　多発性付着部炎診察法　　　21

1　体幹　22
　　(1) 頸椎　24
　　(2) 胸椎　24
　　(3) 腰椎　26
　　(4) 骨盤帯　26
　　(5) 仙腸関節　27
　　(6) 前胸部　27
2　四肢関節　28
　　(1) 肩関節　28
　　(2) 肘関節　29
　　(3) 手関節　29
　　(4) 指・指関節　29
　　(5) 股関節　30
　　(6) 膝関節　30
　　(7) 足関節　30
　　(8) 足根部から足趾　30

第3章　脊椎関節炎各論　　　33

1　軸性脊椎関節炎(axial SpA)　34
2　分類基準　37
3　画像診断　40
　　(1) X線所見　40
　　(2) MRI所見　40
　　　①仙腸関節所見　42
　　　②脊椎所見　42
　　　③膝関節所見　43
　　　④肩関節所見　43
　　(3) PET　46
　　(4) 超音波　46
4　臨床検査　50

第4章　脊椎関節炎の薬物療法と予後　53

1 薬物療法 ··· 54
　(1)非ステロイド性抗炎症薬(NSAIDs) ······································· 54
　(2)抗リウマチ薬 ··· 54
　(3)免疫抑制剤 ··· 55
　(4)生物学的製剤 ··· 56
　　①インフリキシマブ(レミケード®) ···································· 56
　　②エタネルセプト(エンブレル®) ······································· 58
　　③アダリムマブ(ヒュミラ®) ·· 59
　　④トシリズマブ(アクテムラ®) ·· 61
　　⑤アバタセプト(オレンシア®) ·· 61
　　⑥ゴリムマブ(シンポニー®) ·· 62
2 疼痛治療の薬物療法 ·· 62
　(1)アセトアミノフェン ··· 63
　(2)弱オピオイド ··· 63
　(3)強オピオイド ··· 63
3 予　後 ··· 65
　(1)機能的予後 ··· 65
　(2)生命的予後 ··· 65

第5章　ADL指導とリハビリテーション　67

1 日常生活および就労上の注意点 ·· 68
2 リハビリテーション ··· 70
　(1)なぜ運動療法が必要か ·· 71
　(2)運動療法の種類 ··· 74
　　①理学療法 ··· 74
　　②作業療法 ··· 75
　(3)スポーツ・娯楽活動 ··· 79
　(4)車の運転 ·· 80
　(5)装具療法 ·· 81
3 外傷との関係 ··· 81

付録　乾癬性関節炎　　　83

1　診断と分類……………………………………………84
2　治療……………………………………………………86
3　関節リウマチ(RA)との差異…………………………88
4　まとめ…………………………………………………89

参考文献……………………………………………………91

索引…………………………………………………………101

第1章

脊椎関節炎総論

欧米では，脊椎関節炎(SpA：spondyloarthritis)は関節リウマチ(RA：rheumatoid arthritis)と並んで2大リウマチ性疾患と認識されており，この疾患群には数種類の病型がある。乾癬性関節炎(PsA：psoriatic arthritis)，掌蹠膿疱症性骨関節炎，腸炎性関節炎，ぶどう膜炎性関節炎，反応性関節炎，そして，未分化型脊椎関節炎(uSpA：undifferentiated spondyloarthritis)である。強直性脊椎炎(AS：ankylosing spondylitis)はSpAの中では最も典型的な病型とされており，古くから竹状脊椎(bamboo spine)をきたす疾患として，医療関係者に記憶されてきた。しかし，1984年に発表された改正ニューヨーク診断基準には竹状脊椎の項目はあげられておらず，画像診断は仙腸関節X線所見のみで診断されることになっている[1]。また，ヨーロッパ分類基準では仙腸関節の所見が明確でなくともSpAと診断される[2]。その後，21世紀になり，軸性脊椎関節炎(axial SpA：axial spondyloarthritis)分類基準がASAS(Assessment of SpondyloArthritis international Society)により提唱され，新時代に入った[3]。

　SpAでは付着部において，炎症の前段階のメディエーターが働き，線維軟骨は関節の中のみならず，関節外にも働き，SpAの滑膜炎にも重要な役割を演じている。

　関節近傍の付着部では腱・靱帯・粘液包・関節包は連絡しており，関節の中と外で連動したメカニズムがあると考えられており，最近，enthesis organの概念が発表されている[4]。McGonagleはPsAにおいて，付着部に起こったmicro damageが自己免疫を賦活化して，炎症を起こすことを示唆している[5]。

　多発性付着部炎(polyenthesitis)に関して，Shichikawaが診断基準を報告している。この診断基準は烏口突起あるいはアキレス腱踵骨付着部など，少なくとも5ヵ所に圧痛があり，そのうち最低1ヵ所に腫脹がみられることとしている[6] (表1.1)。Heuft-Dorenboschは13ヵ所の圧痛点の評価法(MASES：Maastricht Ankylosing Spondylitis Enthesitis Score)を発表し，MEI(Mander Enthesis Index，図1.1)と相関があることを報告している[9]。

　実際，四肢関節周囲の各靱帯付着部，あるいは，脊椎棘突起，また，その近傍の椎間関節などを触診してみると，顕著な圧痛が確認できることは少なくない。また，それらの付着部周辺を注意深く観察すると，軽度の腫脹がみられることもある。

　PubMedでpolyenthesitisを検索するとわずか7件のみのヒットである。一方，enthesitisで検索すると818件のヒットがある(2013年11月現在)。enthesitisはアジア人には多いという小児科領域の報告もある[10]。アジア人，とりわけ日本人ではこの病態に注意しなくてはならない。

表1.1　polyenthesitis（1次性）の定義

①多くの付着部に自発痛，圧痛がある
　　5ヵ所以上：烏口突起，上腕骨上顆，仙腸関節，膝蓋骨端，脛骨結節，アキレス腱付着部
②1つまたはそれ以上の付着部に腫れがある
③全身性炎症症状はなく，仙腸関節炎のX線変化もない
④その他の特徴
　a. 骨シンチで取り込み（+）
　b. enthesophyte
　c. RA（-），HLA-B27（-）
　d. 家族内発生あり
　e. 仙腸関節の圧痛多い
　f. 予後は概して良好

(Shichikawa K, Takenaka Y, Yukioka M, et al.：Polyenthesitis. Rheum Dis Clin North Am 18：203, 1992[6]より引用)

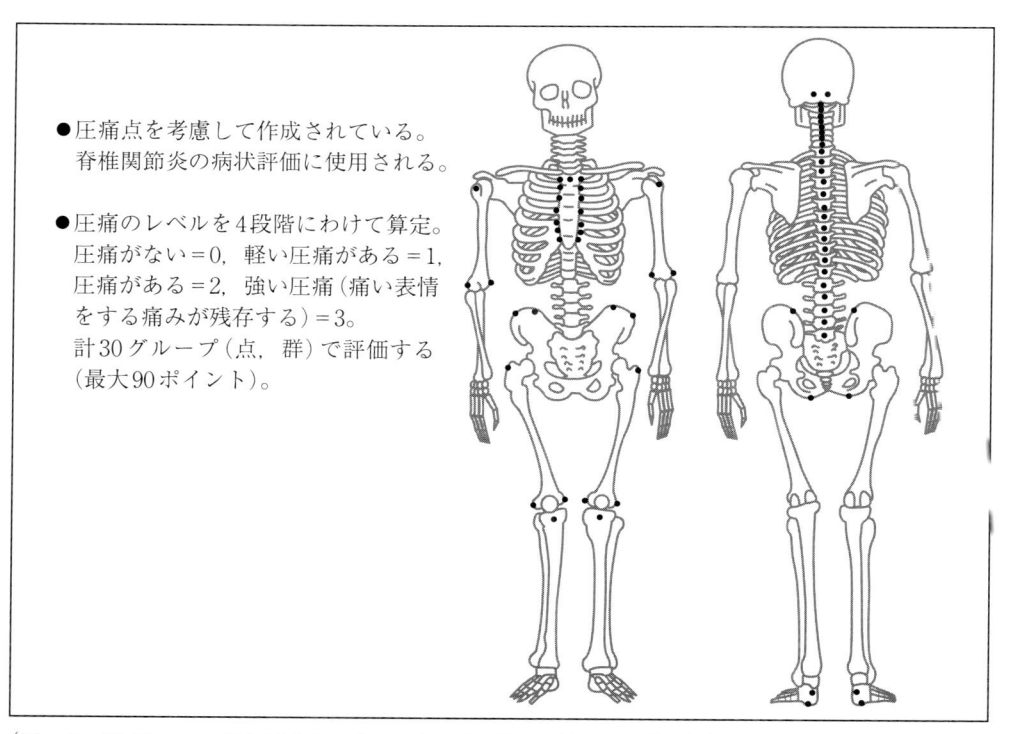

- 圧痛点を考慮して作成されている。脊椎関節炎の病状評価に使用される。
- 圧痛のレベルを4段階にわけて算定。圧痛がない=0，軽い圧痛がある=1，圧痛がある=2，強い圧痛（痛い表情をする痛みが残存する）=3。計30グループ（点，群）で評価する（最大90ポイント）。

(Mander M, Simpson JM, Mclellan A, et al.：Studies with an enthesis index as a method of clinical assessment in ankylosing spondylitis. Ann Rheum Dis 46：197-202, 1987[7], 浦野房三：女性の線維筋痛症と脊椎関節炎―広範囲疼痛診断の盲点を探る. 医学のあゆみ 219：401-405, 2006[8]より引用)

図1.1　多発性付着部炎の評価法

七川が定義したpolyenthesitisの日本語訳は「多発付着部炎」であり，本書で記載した「多発性付着部炎」とはまったく等しいわけではない．本書の場合，付着部の圧痛が複数ある場合を「多発性付着部炎」としている．一方，七川の定義では数ヵ所の圧痛の他に，最低1ヵ所の腫脹を認めることとある．

　また，多くの海外の論文ではpolyenthesitisという言葉はほとんど使われず，enthesitisという用語が使われている．いずれにせよ，多発性付着部炎を有する本邦の患者数は相当の頻度であるにもかかわらず，最終診断に至っている患者はきわめて少ない[11]．七川はenthesitisは可逆的であるので，早期に利用すれば治癒の可能性が高いということを強調している．

コラム　多発性付着部炎研究会

　2013年3月，東京都内で初回会合が開かれた．第1回セミナーは2014年4月開催される予定である．会の趣旨は以下の通りである．

●多発性付着部炎研究会の趣旨

　わが国のリウマチ学における脊椎関節炎(SpA)の研究は欧米との差が拡大してきている．その原因はリウマチ専門医においても，この疾患を熟知しているとはいえないことがあげられる．そのため，多くの患者が診断未確定の状態である．

　この現状を打破するには国内の診療を国際的レベルに引き上げ，全国津々浦々の医療機関で，真摯な取り組みがなされる必要がある．多くの患者が救われるためには最新の考え方を学び，浸透させ，診断，治療，研究，教育ができる医師の増加を期待しなければならない．特に若手医師の育成が急務である．

　多発性付着部炎が根幹にあるSpAの中で，近年，軸性脊椎関節炎(axial SpA)，あるいは末梢性脊椎関節炎(pSpA)という診断がなされるようになった．わが国のリウマチ医が十二分に認識すべきことである．また，従来，わが国では十分な対応がなされてこなかった高度の疼痛を訴える脊椎関節炎患者も存在する．この問題にも真摯に取り組む必要がある．

　今後の展望として，本邦でのエビデンスを打ち立てていかなければならない．欧米の論文をみると，多施設間の研究が多く，国境を越えて協力しあう姿がみえる．今後，学会発表あるいは論文発表でも多施設の臨床研究，あるいは治験などを計画して行く必要がある．本研究会は将来的にも活動を継続する．

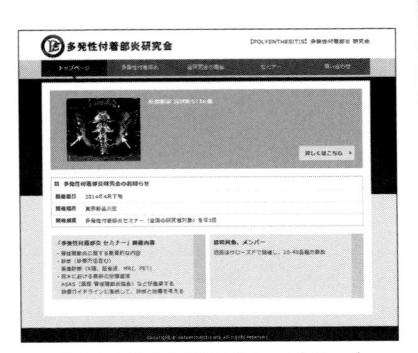

多発性付着部炎研究会トップページ
(http://polyenthesitis.org/)

1 疫学

　SpAに関する中国における住民調査では中国北部で，住民4,191人中，ASが0.26％であった[12]。また，別の中国における大規模調査ではuSpAは0.64〜1.2％であり，RAの0.2〜0.93％より多い傾向があった[13]。一方，日本における住民調査では，藤田，七川らが和歌山県上富田町における調査を報告している。SpAは0.2％であり，同地区のRAの有病率（0.2％）と同等であった。この調査ではASが1例，他は多発性付着部炎を有する症例であり，uSpAと考えられる[14]。

　TaniguchiらのFDG／PETを用いた健常人ドックにおいて，1,000例口7例に付着部炎を疑わせる所見が認められたと報告している。この報告症例は男性5例，女性2例であり，いずれもスポーツ選手ではなく，事務員など一般健常人であったと報告している[15]。これらの状況を踏まえると，日本人のSpAの有病率は，中国人，あるいは欧米人に近似する頻度であると推定される。

　また，ASとuSpAの比率については筆者が行った3.5ヵ月間（2006年9月20日〜12月29日）の新患調査では，当科初診新来患者174例中，ヨーロッパ脊椎関節炎研究グループ（ESSG：European Spondyloarthropathy Study Group）の診断基準によりSpAと診断された症例は63例（36.2％）であり，そのうちASが28例（42.9％），uSpAが31例（49.2％）であった[16]。ASとuSpAの比率についてBrandtはuSpA 43.4％に対し，ASが30.2％と報告しており[17]，筆者の症例の比率と同等であった。臨床現場ではuSpAの有病率のみならず，SpA全体の有病率も諸外国と同等である可能性がある。

　また，男女比については従来から男性症例が圧倒的に多いといわれてきた。1999年のフランスのブリッタニーにおける調査では女性が0.53％，男性が0.41％という報告がなされ，女性の有病率が従来考えられていたより高頻度であると報告されている[18]。その後，2011年，再び，フランスで発表された報告ではSpA 654症例についてHLA-B27陽性例，および陰性例の比較を行ったところ，HLA-B27陽性例では51.2％と若干男性症例が多いが，HLA-B27陰性例では男性症例が37.45％，女性症例は62.55％であった。すなわち，HLA-B27陰性例では女性が2倍近い比率となる[19]。従来，男性症例の比率が圧倒的に多いといわれてきたが，HLA-B27陰性例では女性が顕著に多いという調査報告がされたことになる。本邦では地域差があるものの，HLA-B27陽性例は非常に少なく，筆者が行った306名のSpA症例の調

査ではHLA-B27陽性例はわずかに1例(0.3％)のみであり，圧倒的にHLA-B27陰性例が多かった。そのため，わが国ではSpAの女性症例が多数となる可能性がある。しかし，男女比に関してもわが国における大規模の調査報告はない。

　スイスにおける多人種間の調査が行われた。これはSpAではなく，若年性特発性関節炎(JIA：juvenile idiopathic arthritis)の調査であり，JIAの各種病型についての調査報告である。この中で，アジア系患者では付着部炎型が多いという結果が述べられている[10]。

2　臨床像

　初発症状として腰背部痛が多いが，四肢痛あるいは項部痛を経験している症例も多い。幼少時の発病症例もあり，小学生時代から高度の肩こり，項背部痛を経験している症例もある。家族歴は重要であり，20〜30％と報告されている[19]。また，前胸部痛は比較的多くみられるものであり，前胸部の関節は重要である。臨床所見では調査した患者の87.9％に圧痛などの所見があり，全例が骨シンチグラムで陽性所見があった[20]。体軸の疼痛症状の他，股関節，膝関節，足関節，肩関節，肘関節，手関節，指関節など末梢関節に単関節炎あるいは少数関節炎をきたす症例の頻度も看過できない。末梢関節炎はHLA-B27陽性例で53.9％，HLA-B27陰性例で67.3％と報告されている[19]。また，疼痛関節は対称性ではないことも注意しなくてはならない。指炎初発あるいは手関節炎がある場合，初期にはRAとの鑑別に注意が必要である。指炎では手指が屈曲拘縮をきたすこともある。手関節痛と腫脹，指関節の腫脹がある場合はRAという診断が下されやすい。指炎は1割程度にみられる[19]。また，腰殿部，項部あるいはその他の付着部炎を確認しておくことは必要と考える。

　疼痛症状以外では，四肢の筋肉痛，四肢の脱力感も注意すべき病歴である。疲労感，あるいは脱力感が高度のため，付着部炎症状が存在していても，それらの評価がされず，慢性疲労症候群と診断されている場合もある。

　腰背部痛などが炎症性のものか，非炎症性のものかを判別するには安静時の疼痛，夜間から早朝のこわばり感などの症状を評価する。末梢関節炎がみられた場合，診断未確定の単関節炎，血清反応陰性末梢関節炎，血清反応陰性関節リウマチと分類されてきた。しかし，このような症例を脊椎症状あるいは付着部炎症状を見極めることにより，SpAの診断に迫ることは困難ではない。

SpAには多くのサブグループがある。一般には感染症に引き続いて起こる関節炎がよく知られている。その他，皮膚疾患に合併したもの，腸炎に合併したものなどが有名であるが，いずれにも属さず，また，仙腸関節で顕著な所見がないものは未分化型脊椎関節炎(uSpA)とよばれている。

　uSpAは，わが国では「分類不能の脊椎関節炎」という名称でよばれていたが，米国脊椎炎連盟サイトをみると，uSpAの項目で，「初期に分類不能脊椎関節症(unclassified spondyloarthropathy)と診断するのは不十分」と指摘している。また，その項目にはuSpAが線維筋痛症(FM：fibromyalgia)と診断されている例があるとも述べられている。uSpAはAS，PsA，腸炎性関節炎，反応性関節炎，ぶどう膜炎性関節炎などに分類できないサブグループであり，最多の患者数が存在する。Zeidlerは著書の中で，uSpAはSpAの本質的かつ非常に重要な部分であると述べている[21]。また，BurnsとCalinはuSpAについて，次のように提言している[21]。

　①典型的な病像を示さない患者をみる際，医師が余裕をもてるようになる。
　②患者が診断保留という不安定な状況におかれず，調査や研究から排除されないですむ。
　③研究者がより均一な患者集団に対して，焦点をあてることができる。
　④医師は調査結果に基づいた完全で適切なサブグループの概念をもてるようになる。
　⑤疫学，病因論，治療学の研究はより本態を明確にする方向で進む。

　SpAの症状と問診のポイントをまとめてみると，SpAの主症状は炎症性脊椎痛である。一方，四肢関節痛，あるいは関節腫脹がみられる症例も相当数あり，背部痛は既往のみという症例もある。膝関節，足関節など下肢優位の関節炎，あるいは手部では指全体が腫脹するソーセージ指なども訴える。これらは早朝あるいは午前中に出現することが多い。踵部痛もよくみられる。

　問診で重要な点は家族歴，既往歴の聞き取りを出発点として，項部痛，背部，腰痛，あるいは殿部痛の既往である。これらが45歳未満から出現したかどうかを聞き出す。少年期あるいは青年期から出現している場合もある。症状の出現状況は潜行性のことが多く，徐々に出現し，別の診断名がついている場合が多い。安静時，あるいは同一姿勢で疼痛が増強し，軽い運動により疼痛が軽減する。深夜，あるいは未明の疼痛によって，睡眠が妨げられる症例もある。そして，起床時に腰背部のこわばり感があり，症状が3ヵ月以上続いている。これらはヨーロッパ分類基準の

項目でもあり，診断に重要である．その他，発熱，体重減少，あるいは疲労感を訴える症例も存在する．

また，掌蹠膿疱症，乾癬，痤瘡など皮疹の既往，家族歴の聞き取りも重要である．咽喉頭部痛など呼吸器症状，下痢など消化器症状，あるいは尿道炎，子宮頸管炎など泌尿生殖器疾患の既往にも注意する．

(1)付着部炎

腱，筋膜，靱帯または関節包が骨に付着する部位を付着部と総称する．通常，この部位に高度の外力が加わると炎症を起こし，付着部炎とよばれている．スポーツあるいは重労働により付着部炎をきたすことはよく知られている．しかし，大きな外力が加わることもなく，高度の疼痛，あるいは腫脹，発赤など炎症症状が出現することがある．また，その炎症は1箇所とは限らず，四肢・体幹広範囲に出現することがある．

七川は2002年に早期の仙腸関節の炎症性変化は，付着部および軟骨下骨髄において同時に同じ機序によって発生すると述べている[11]．スイスにおける多人種間のJIAの報告ではアジア系人種では多発性付着部炎の頻度が有意に高いと報告されている[10]．JIAにはSpAが相当の頻度で含まれていることが考えられ，特に付着部炎型と示されている病型はSpAにほぼ近いものと考えられる．日本人などアジア人には多発性付着部炎が顕著であることは注目されるべきである．uSpAと診断された患者の場合，足底腱膜，アキレス腱，膝蓋靱帯の付着部炎がみられることが多い．また，uSpAの末梢付着部炎の出現頻度は高く，Rezaianらは476例のuSpAのうち92％に末梢付着部炎を認めたと報告している[22]．患者によっては付着部炎のみ長期にわたる唯一の臨床症状である場合もある．

(2)多発性付着部炎と線維筋痛症（FM）との関係

FMとの関連については，本邦でもいくつかの報告があり，その相違についてはいまだに議論されている[23,24]．この2疾患はかなり似た疼痛症状を示す．今後，これらに関しては大きな論議をよぶ可能性がある．診断の助けとなる血清マーカーなどが待たれるところである．FMと多発性付着部炎に関連した筆者の調査を記す．

評価対象は広範囲疼痛を訴えるSpA患者である．続発性FMを合併している．外来受診時に疲労感，疼痛VAS（visual analog scale，以下VAS），face scale，付着

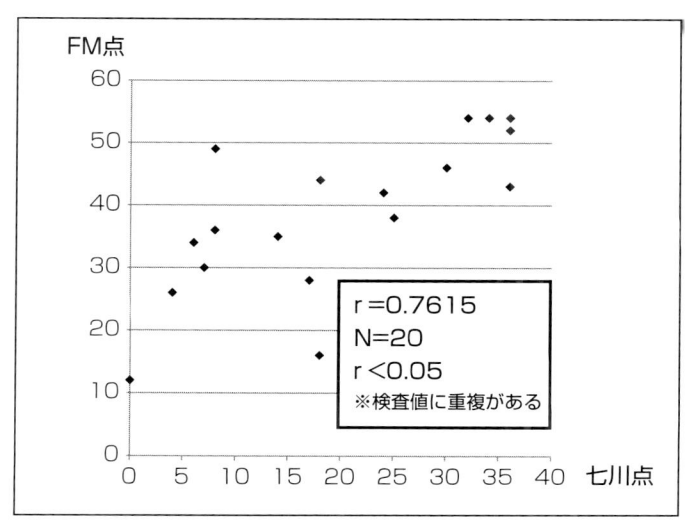

図1.2 七川点とFM点の散布図

部評価点を評価した。付着部の評価部位として，七川の多発性付着部炎の評価部位とMASESの評価部位[9]を触診した。FMの評価部位としてアメリカリウマチ学会分類基準[25]の圧痛部位を触診した。

「疲労感」については"全く感じない"を1点，"少し感じる"を2点，"感じる"を3点，"ひどく感じる"を4点，「face scale」は1から20までの段階付けで使用される様式を使用した。また，医師の母指圧迫に対する患者の疼痛反応状況を点数化して評価した。"無痛"を0点，"軽度の疼痛"を1点，"通常の疼痛"を2点，"高度の疼痛（疼痛のあまり声をあげる，態度で反応する）"を3点とし，七川，MASES，FMの評価部位にそれらを乗じた点数をそれぞれ七川点，MASES点，FM点とした。

調査症例は20例であり，全例が女性であった。年齢は31〜80歳（平均年齢52.8歳），平均罹病期間14.7年であった。各種パラメーターの平均値は疲労感が2.65，VASが47.65，face scaleは11.45，七川点が21.25，MASES点が20.3，FM点が40.5であった。統計学的に有意の相関がみられたパラメーターの組み合わせは次のものである。疲労感とface scale（相関係数r = 0.547），疲労感とMASES点（r = 0.471），VASとface scale（r = 0.746），VASとMASES点（r = 0.546），VASとFM点（r = 0.454），face scaleとMASES点（r = 0.771），七川点とMASES点（r = 0.722），七川点とFM点（r = 0.761），MASES点とFM点（r = 0.652）であった。このうち，相関係数が高かった七川点とFM点の散布図を**図1.2**に示した。

(3)未分化型脊椎関節炎(uSpA)の自然経過

　疼痛部位は広範囲で多部位であり，疼痛の重症度，再発性，あるいは慢性の経過をたどるなど，疾患の多様性のため，症状の発現からuSpAの診断に至るまでには長い年月を要することが多い。

　長期間の経過観察の後に寛解に至り，高度の障害が発現せず，穏やかな症状のみで経過することがある。自然寛解の頻度は報告者によって異なり10〜55％の間であり，患者群，人種的背景，観察期間などにより，経過については多様である。しかし，多くの患者達は良好な運動機能を維持しながら，進行は遅く，比較的良性な疾患特性を示していることは以前から指摘されている[21]。

　一方，外傷などが引き金となり，急速に病状が悪化，進行することがある。通常，血清反応陰性の少数関節炎型およびuSpAの多くは，経過観察の後，ASに進行することが多いが，12〜68％の患者がASに進行するといわれ，年月は2〜11年の間と報告者によって幅が大きい。一方，何割かの患者は，2年後さらには10年以上経過してもuSpAの診断名が継続する。ほとんどの症例は機能的には問題の少ない状態で経過するが，ときに高度の付着部炎のため，機能障害が著しい症例がみられる[21]。

(4)軸性脊椎関節炎(axial SpA)の提唱

　SpAは欧米諸国においてはRAに次いで重要なリウマチ性疾患群とされているが，本邦では最近まで，隅に追いやられていた。X線所見で竹状脊椎がみられない，あるいはHLA-B27が陰性であるなどからSpAとは診断されていないことが多かった。

　まず，20世紀末から，SpAの診断には2つの診断基準が利用されている。ヨーロッパ分類基準[2]，およびアモール(Amor)分類基準[26]である。また，ASには改正ニューヨーク診断基準[1]が使われる。

　2009年にはこれらの分類基準に仙腸関節のMRI所見を加えて，axial SpA分類基準が導入され[3]，2011年には末梢性脊椎関節炎(pSpA：peripheral spondyloarthritis)の分類基準が提唱された[27]。

　この両分類基準を使うことにより，病態認識が早期に可能となり，有効な治療が期待できる。特にMRIによる病態の認識は，生物学的製剤の投与に踏み切るスタンダードとなる。X線学的にASと診断される以前に非X線的軸性脊椎関節炎(nr-axial SpA：non-radiographic axial spondyloarthritis)と診断されることは

windows of opportunityと認識され，生物学的製剤の効果が期待できる期間とも考えられる[28]。

本邦ではSpAは，RAの除外診断の一病態とされて対処されることが多かった。しかし，画像診断で竹状脊椎の所見がなく，仙腸関節に顕著な硬化像やびらんがみられなくともaxial SpAの診断が可能であることは強く認識されるべきである。積極的に診断していく姿勢が大切である。MRIの画像診断学の進歩により「MRIによって，SpAの全体構造が変わった」[3]といわれている。

3 診断の要点

診断にあたって重要なのは，いうまでもなく診断基準と照らし合わせてみることである。まず，ヨーロッパ分類基準，あるいはアモール分類基準を用いて，SpAの診断をする。次に改正ニューヨーク診断基準を用いて，ASを診断する。X線所見で両側仙腸関節が2度以上，あるいは片側仙腸関節が3度以上であるとASと診断される。その基準に至らない状態はuSpAである。個々の患者を診察する場合，症状が多彩なので，疼痛箇所あるいは疼痛の状況により別の疾患とされていることが多い。uSpAの仙腸関節のX線変化は顕著でないにもかかわらず，踵骨，膝蓋骨などに踵骨棘，あるいは膝蓋棘などが確認される場合もある。また，MRIなどにより肩関節，足部，脊椎などに骨髄浮腫など付着部炎が確認される症例は多い。

重要なことは，まずSpAを疑うことである。RAの除外診断を目的としている場合，本疾患に対して十分な配慮がされていないことが多い。その場合，問診が中途半端になり，SpAの診断には至らない可能性がある。

常時，二段構えで診断することを勧めたい。まず，SpAの診断を行い，次にAS，uSpA，そして，axial SpAの診断をする。2011年にはpSpAの分類基準も発表された。axial SpAの診断と対になっており，常時，念頭において診断する。表3.1（34頁）にヨーロッパ分類基準を示した。

この基準はuSpAも診断できる。前項で述べたように，問診が重要である。病歴聴取は分類基準に従って，克明に聞き取ることが大切である。理学所見では四肢の関節炎症状と多発性付着部炎を見極めなければならない。MEI[7]にあげられている部位を触診することは非常に需要であり，pSpAではMEI（図1.1）にあげられている部位はどこでも該当すると示されているので，すべて触診してみることが必要で

ある．肩関節，胸骨周囲の関節，膝蓋靱帯付着部，アキレス腱付着部，脊椎棘突起，仙腸関節は最低限触診すべきではないだろうか．

次の段階として，ASの改正ニューヨーク診断基準に合致するか否かをみる（**表3.2**（35頁））．この段階では仙腸関節のグレード（度数）の確認が重要である（**図3.1**（41頁））．

axial SpAの診断にはASAS（Assessment of SpondyloArthritis international Society）分類基準[3]を使用する．詳しくは第3章を参照していただきたい．

また，診断基準には含まれていないが，多部位の診断ツールとして前胸部痛の合併について注意すべきである．前胸部の胸鎖関節，胸肋関節および胸骨では，指の圧迫により疼痛が起こる場合が多い．RamondaらはSpA 110例中40例が前胸部痛を訴えており，特に胸鎖関節は自発痛の3倍の頻度で圧痛があり，骨シンチは全例に，MRIでは25例（62.5％）に異常がみられたと報告している[20]．

図1.3は慢性の胸部痛を訴えていた症例のMRI所見である．通常のX線所見では異常がみられなかったが，MRIで鎖骨近位部に骨髄浮腫がみられる．

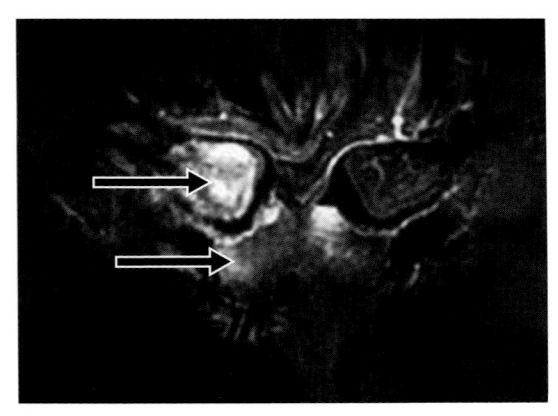

図1.3　胸鎖関節MRI
右鎖骨近位部と胸骨柄部の骨髄浮腫が認められる（→）．

4 これからの脊椎関節炎(SpA)分類

　SpAの分類はプロトタイプとしてASがある。次にPsA，掌蹠膿疱症性骨関節炎，腸炎性関節炎，反応性関節炎，ぶどう膜炎性関節炎，そしてこれらの分類に属さないuSpAに分けられていた。uSpAはわが国では分類不能のSpAとよばれてきた病態である。MRIの画像診断法の進歩により，uSpAの何割かがaxial SpAと診断される可能性がある。また，axial SpAと並んで，pSpAの分類基準も提唱されている。axial SpAとpSpAの分類基準を利用するとuSpAの大半はこのどちらかに属することになり，どちらにも属さないuSpAは相当減少することが予想される。

5 鑑別診断

　リウマチ性疾患は多発関節痛を訴えることが多く，基礎疾患を調べることはきわめて重要である。次の疾患の診断は，ASあるいはuSpAの診断以前に下されることが多い。

(1)関節リウマチ(RA)

　2010年に提唱されたACR／EULAR分類基準[29]をこのまま単純にあてはめるとSpAであってもRAと診断される症例が出現する可能性がある。発表された分類基準の説明を読むと，PsAなどは除外するように書かれている。SpAでも膝関節などの大関節に滑膜炎を生ずることは多く，診断には注意が必要である。また，SpAにおける手指の腫脹はソーセージ指といわれ，これは指炎(digititis)を示す表現である。RAにおける紡錘形の腫脹とは異なることに注意が必要である。RAおよびSpA両者とも，手のこわばりを訴える症例が多い。特に，手指の腫脹に加え，リウマトイド因子が陽性である場合，RAと診断される可能性が高い。下肢優位の関節炎，腰背部痛，頸部痛，背部の朝のこわばりなどは鑑別の要点である。SpAヨーロッパ分類基準に準拠することが肝要であり，SpAをつねに念頭において多発関節炎患者を診察することが必要である。

(2) リウマチ性多発筋痛症

リウマチ性多発筋痛症は，高齢者に発病するといわれている。鑑別には青年時代からの炎症性脊椎炎の既往，あるいは安静時痛，そして，理学所見で多発性付着部炎を確認することが重要である。ヨーロッパ分類基準にあてはめてみることも大切である。SpAの急性期にも疼痛が高度となり，赤沈，CRPが急上昇する症例もある。一方，症状の緩解期には安静時痛が軽度である場合もある。四肢，体幹の付着部にみられる圧痛を確認することが大切である。

(3) 線維筋痛症（FM）

FMは，SpAに合併することが多い。アメリカリウマチ学会分類基準[25]が使用される。仙腸関節などのX線所見，赤沈，CRP，MMP-3などに異常がみられる場合，あるいは，腱・靭帯などに圧痛だけでなく，腫脹もみられる場合はFMの単独発症ではないと考えられる。また，超音波所見などで顕著な炎症所見が示唆される場合はSpAが根底にあることが予想される。多発性付着部炎が顕著である場合は線維筋痛症が続発性に合併している場合が多い。MEI（図1.1）を念頭において，触診あるいは誘発テストにより，他覚所見を確認する。詳細は第2章を参照していただきたい。また，2010年の予備診断基準には他覚的所見を評価する項目がないので，運用の際にはその点を念頭において利用すべきである[30]。

(4) 慢性疲労症候群

疲労感があり，疼痛が高度の場合には疲労の根底にSpAがある場合が多いので注意が必要である。病歴，理学所見，仙腸関節のX線所見から鑑別は難しくない。他のリウマチ性疾患が診断された場合，慢性疲労症候群は診断から除外される。

(5) 結合組織病（膠原病）

疼痛症状があり，レイノー現象，乾燥症状，皮疹などがある場合，結合組織病が鑑別の対象となる。ときに全身性エリテマトーデス，シェーグレン症候群，強皮症などの合併もみられる。

(6)整形外科的疾患

　整形外科では変形性関節症，変形性脊椎症，あるいは，胸郭出口症候群など末梢の絞扼性神経障害などの診断名が初診時に下されることが多い。椎間板ヘルニア，脊柱管狭窄症も鑑別の対象となる。ほとんどが局所の疾患名であり，局所の理学所見，および，画像所見だけではSpAの診断に至ることが難しい。基礎疾患としてSpAが念頭にあることが重要である。

　青少年期から項背部痛，腰殿部痛，四肢付着部痛など，主訴以外の他部位にも疼痛の既往がなかったかを確認する。外傷，使いすぎ症候群，変性疾患以外の基礎疾患も念頭において診察することが重要である。患者によっては人生の長い期間にわたって，項部から腰背部，殿部にかけて不快なこわばり感が続いており，本人は病的なものではないと自己判断していることもある。

6　合併症

(1)脊椎関節炎(SpA)サブグループの関節外症状

①眼科疾患

　欧米ではASにぶどう膜炎が合併することは多い。一方，本邦では合併頻度は低く，合併症と診断されることも少ない。AS患者207例のうち30例(14.5％)に55回の急性前部ぶどう膜炎のエピソードみられたという報告がある[31]。また，上強膜炎が合併することがあり，筆者らは掌蹠膿疱症性骨関節炎に合併した症例を経験している[32]。

②皮膚科疾患

　SAPHO (synovitis, acne, pustulosis, hyperostosis, osteitis) 症候群で乾癬，掌蹠膿疱症，痤瘡など皮膚疾患が問題となる。関節炎症状と皮膚疾患の出現時期は必ずしも一致しない。SAPHO症候群のうち，PsAについては付録に示した。また，新興医学出版社からGradmanの翻訳書が出ているので参照されることをお勧めする[33]。

③炎症性腸疾患

　潰瘍性大腸炎およびクローン(Crohn)病が代表的である。本邦ではこれらに関節炎が合併するという認識は十分ではないが，徐々に医療関係者に浸透していると考えられる。炎症性腸疾患に関する翻訳書も新興医学出版社から発行されている[34]。

④感染症

　反応性関節炎は尿道炎，睾丸炎，子宮頸管炎など性器感染症，腸管感染症，あるいは咽頭炎などの感染症が先行する。予後は比較的良好だが，関節炎症状のみ遷延することもある。

(2)肺障害

　間質性肺炎は男性に合併することが多く，肺の上葉に多いといわれている[35]。胸郭の運動制限もみられ，肺機能の障害にも影響がある。Dincerらの報告では，36例のAS患者の調査で，15例(41.7%)のAS患者が肺機能障害を訴えていた。そのうち，12例は拘束性，1例は閉塞性，2例は拘束性と閉塞性の合併であった。努力性肺活量の減少は胸郭拡張の減少と関連があると報告されている[36]。

(3)循環器系合併症

　疾患活動性とは無関係に出現する。心臓の合併症としては大動脈弁，僧帽弁閉鎖不全，あるいは伝導障害がある。SpAの発症時期からみて，かなりの年数が経っている症例も多い。台湾における641例のAS患者の心電図の調査で，発作性上室性頻脈，およびWolff-Parkinson-White症候群が一般人口に比して高頻度であると報告されている[37]。

(4)骨粗鬆症

　ASでは全身性の骨粗鬆症が出現することは以前から知られている。強直した椎体に外力が加わると椎体骨折を起こす。椎体骨折の頻度は10〜30%程度[38]といわれている。Klingbergらは204症例のAS患者の調査で椎体骨折の部位別頻度では胸椎椎体以上に腰椎椎体骨折が多く，骨密度(BMD：bone mineral density)の測定では，腰椎BMD，および大腿骨頸部BMDが椎体骨折AS患者では優位に低かった。特に腰椎ではvolumetric BMD(g/cm^3)の平均値が非骨折AS患者に比してきわめて低値$0.169 g/cm^3$($p<0.001$)であった[39]。

7 疾患活動性の指標

ASでは疾患活動性の指標としてBASDAI（Bath Ankylosing Spondylitis Disease Activity Index）が使われる[40]。これは5主徴，6項目についてVASを用いた自己評価である（表1.2）。

表1.2 BASDAI質問票

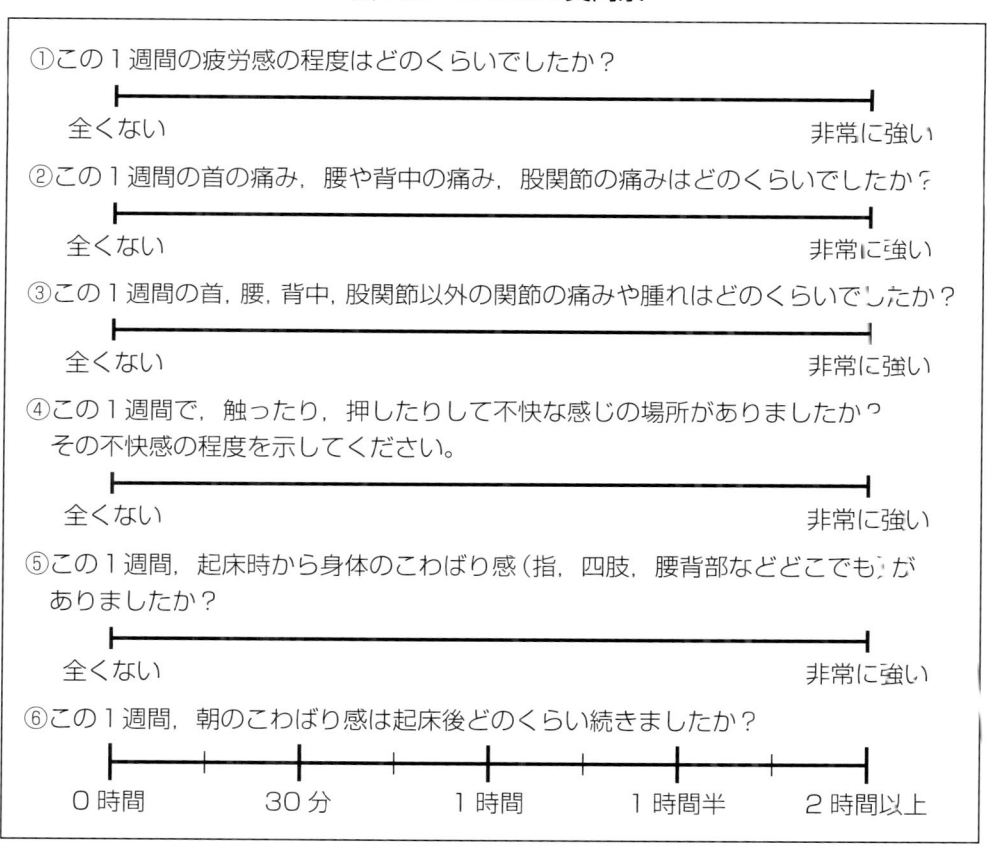

①この1週間の疲労感の程度はどのくらいでしたか？
全くない ―――――――――――――― 非常に強い

②この1週間の首の痛み，腰や背中の痛み，股関節の痛みはどのくらいでしたか？
全くない ―――――――――――――― 非常に強い

③この1週間の首，腰，背中，股関節以外の関節の痛みや腫れはどのくらいでしたか？
全くない ―――――――――――――― 非常に強い

④この1週間で，触ったり，押したりして不快な感じの場所がありましたか？その不快感の程度を示してください。
全くない ―――――――――――――― 非常に強い

⑤この1週間，起床時から身体のこわばり感（指，四肢，腰背部などどこでも）がありましたか？
全くない ―――――――――――――― 非常に強い

⑥この1週間，朝のこわばり感は起床後どのくらい続きましたか？
0時間 30分 1時間 1時間半 2時間以上

(Garett S, Jenkinson T, Kennedy G, et al.: A new approach to defining disease status in ankylosing spondylitis: the Bath Ankylosing Spondylitis Disease Activity Index. J Rheumatol **21**: 2286-2291, 1994[40]より引用)

BASDAIの項目には①〜⑥の質問項目がある．上記の直線は10cm VASを記せるように作成されており，患者のチェックした点を測ると各項目のVASの点数が出る．次のように足し算をして合計点を得る．

　　A＝①＋②＋③＋④＋⑤×0.5＋⑥×0.5

この合計点数Aに0.2をかけるとBASDAIの点数が得られる．

ADL動作に関する評価項目としてBASFI（Bath Ankylosing Spondylitis Functional Index）があり[41]，それぞれVASで記載させる（表1.3）。また，脊椎の可動性を評価するために計測の指標としてBASMI（Bath Ankylosing Spondylitis Metrology Index）も使われる[42]。項目のすべてが計測項目である（表1.4）。

　近年，CRPも含めたASDAS（Ankylosing Spondylitis Disease Activity Score）が使われることが多い[43]。ASDAS（表1.5）はインターネットのサイトからも計算できるように工夫されている[44]。

　一方，現在のところuSpAの疾患活動性評価に作成された方法はないが，AS患者に使われているBASDAIが使用されることが多い。また，ASの付着部炎を評価する方法を利用することもできる。MEI[25]（図1.1），MASES[9]である。また，BASFIをuSpAの身体機能を測定するために使用する研究者もいる[45]。また，X線像から評価する指標もある。BASRI（Bath Ankylosing Spondylitis Radiology Index）は頸椎側面像と腰椎側面像から判定する[46]。このスコアリング方法では椎体側面図のみが対象となり，正面像での異常，あるいは，側面像でも椎間関節など後方部分の癒合がみられてもスコアリング上は点数が数えられない。

表1.3 BASFI質問票

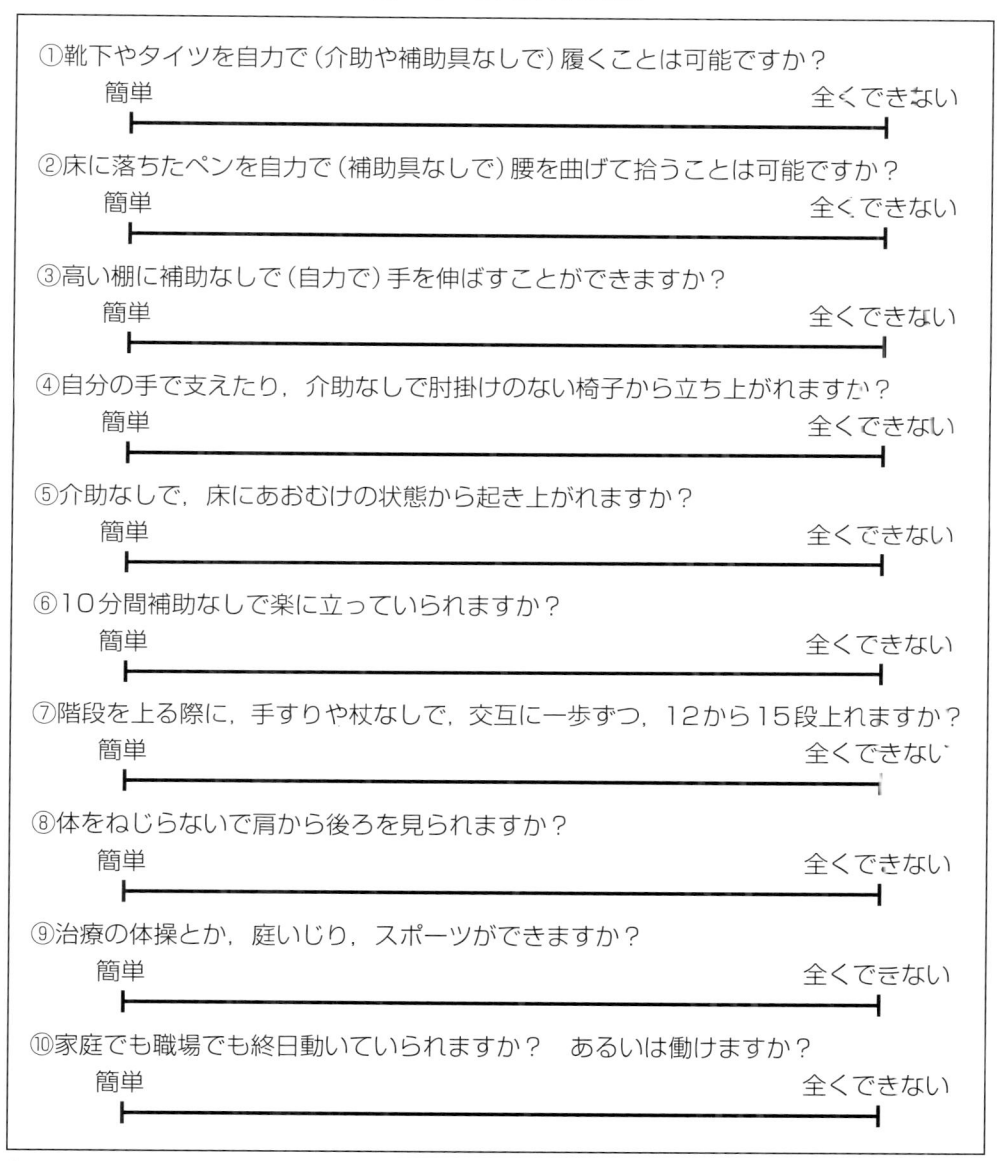

①靴下やタイツを自力で（介助や補助具なしで）履くことは可能ですか？
簡単 ———————————————————————— 全くできない

②床に落ちたペンを自力で（補助具なしで）腰を曲げて拾うことは可能ですか？
簡単 ———————————————————————— 全くできない

③高い棚に補助なしで（自力で）手を伸ばすことができますか？
簡単 ———————————————————————— 全くできない

④自分の手で支えたり，介助なしで肘掛けのない椅子から立ち上がれますか？
簡単 ———————————————————————— 全くできない

⑤介助なしで，床にあおむけの状態から起き上がれますか？
簡単 ———————————————————————— 全くできない

⑥10分間補助なしで楽に立っていられますか？
簡単 ———————————————————————— 全くできない

⑦階段を上る際に，手すりや杖なしで，交互に一歩ずつ，12から15段上れますか？
簡単 ———————————————————————— 全くできない

⑧体をねじらないで肩から後ろを見られますか？
簡単 ———————————————————————— 全くできない

⑨治療の体操とか，庭いじり，スポーツができますか？
簡単 ———————————————————————— 全くできない

⑩家庭でも職場でも終日動いていられますか？ あるいは働けますか？
簡単 ———————————————————————— 全くできない

(Calin A, Garrett S, Whitelock H, et al.: A new approach to defining functional ability in ankylosing spondylitis: the development of the Bath Ankylosing Spondylitis Functional Index. J Rheumatol 21: 2281-2285, 1994[41]より引用)

上記の直線は10cm VASを記せるように作成されており，患者のチェックした点を計ると各項目のVASの点数が出る。その平均値（0〜10）をBASFIとする。

表1.4　BASMI評価票

計測項目＼点数	0	1	2
①耳珠と壁の距離	15cm未満	15〜30cm	30cm超
②腰椎前屈	4cm超	2〜4cm	2cm未満
③頸椎回旋	70°超	20°〜70°	20°未満
④腰椎側屈	10cm超	5〜10cm	5cm未満
⑤果間距離	100cm超	70〜100cm	70cm未満

(Jenkinson TR, Mallorie PA, Whitelock HC, et al.: Definening spinal mobility in Ankylosing spondylitis (AS), The Bath AS Metrology Index. J Rheumatol 21: 1694-1698, 1994[42]より引用)

それぞれ計測値である。0点は軽度の罹患，1点は中等度罹患，2点は高度罹患と判断する。頸椎回旋と腰椎側屈は左右の平均値をとる。①から⑤までの合計点数は0点から10点の間である。

表1.5　ASDAS質問票

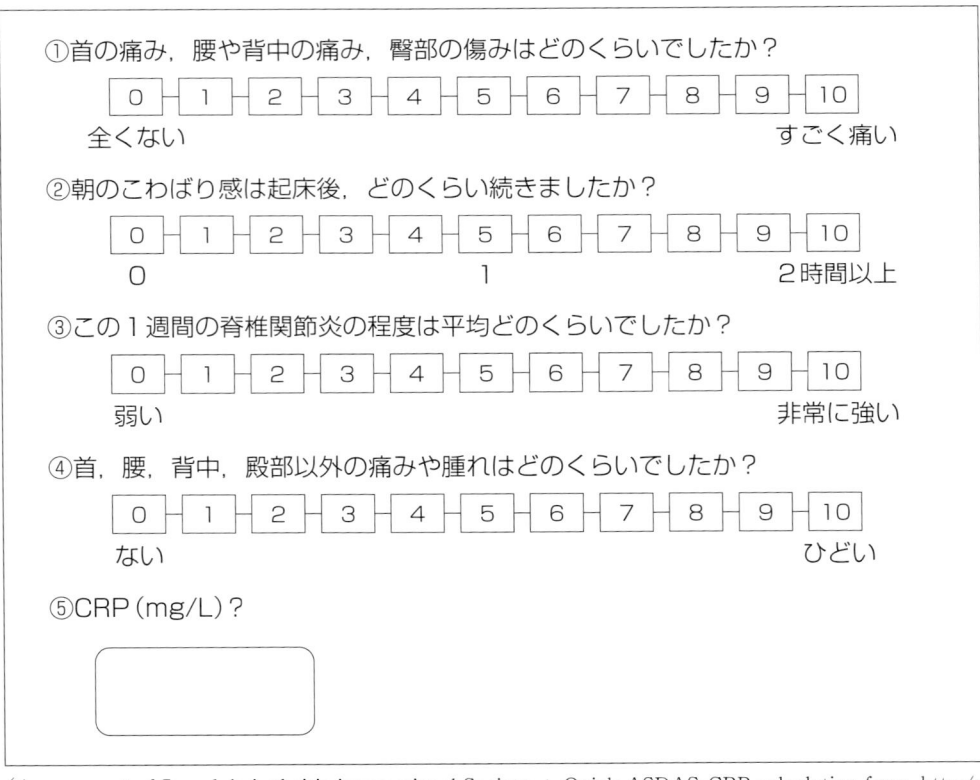

①首の痛み，腰や背中の痛み，臀部の傷みはどのくらいでしたか？

| 0 | 1 | 2 | 3 | 4 | 5 | 6 | 7 | 8 | 9 | 10 |

全くない　　　　　　　　　　　　　　　　　　　すごく痛い

②朝のこわばり感は起床後，どのくらい続きましたか？

| 0 | 1 | 2 | 3 | 4 | 5 | 6 | 7 | 8 | 9 | 10 |

0　　　　　　　　　　　1　　　　　　　　　2時間以上

③この1週間の脊椎関節炎の程度は平均どのくらいでしたか？

| 0 | 1 | 2 | 3 | 4 | 5 | 6 | 7 | 8 | 9 | 10 |

弱い　　　　　　　　　　　　　　　　　　　非常に強い

④首，腰，背中，殿部以外の痛みや腫れはどのくらいでしたか？

| 0 | 1 | 2 | 3 | 4 | 5 | 6 | 7 | 8 | 9 | 10 |

ない　　　　　　　　　　　　　　　　　　　　ひどい

⑤CRP (mg/L)？

(Assessment of SpondyloArthritis international Society : Quick ASDAS-CRP calculation form. http://www.asas-group.org/research.php?id=01[44]より引用 (2013.11.13))

第2章

多発性付着部炎診察法

理学所見により，付着部炎(enthesitis)の存在を確認することは可能である。2011年に提唱された末梢性脊椎関節炎(pSpA：peripheral spondyloarthritis)の分類基準[1]ではMEI(Mander Enthesis Index)[2]（図1.1（3頁））にあげられている部位の圧痛を認めた場合，付着部炎の判断が下されることになった。これは画期的なことである。成人の人種間を比較した調査報告はないが，若年性特発性関節炎ではアジア人において付着部炎の頻度が高いという報告がある[3]。今後，pSpAの診断が進むことが予想される。

ヨーロッパ分類基準ではアキレス腱，あるいは足底筋膜付着部の圧痛により付着部炎を確認すると述べられている[4]。通常の外来診療でも付着部の腫脹，熱感，圧痛，発赤は容易に確認できる。MEIの図（図1.1（3頁））からもわかるように，圧痛部位は70ヵ所近くあり，評価基準とされているのは30グループである。胸肋関節などは多数の圧痛部位があるので，1つのグループとされている[5]。また，脊椎，および四肢の可動域制限，あるいは運動痛も確認できる。特に機能障害は1858年にルドルフ・ウィルヒョーによって炎症の定義に加えられた。また，炎症部位では炎症のメディエーターであるプロスタグランジンにより侵害受容器の閾値が低下しており，触診による圧迫，あるいは他動的な誘発テストにより疼痛が確認できると考えられている[6]。

画像所見で明確に確認できないこともあるため，各付着部の診察にはリウマチ専門医や整形外科専門医の診察所見が重要である。専門医は圧痛部位を記録し，可能ならば指による圧迫に対する患者の疼痛状況も記しておくことが大切である。筆者が数年前に作成した初診用の診察票を表2.1に示す。このような診察票を作成して，つねに書き込むようにしておくと，記載漏れが少なく，また数分で記載が完了する。

1 体幹

体幹には頸椎，胸椎，腰椎，骨盤帯・仙腸関節，前胸部などが含まれる。これら部位，各所の圧痛については十分に気づかれているとはいいがたい。特に強直性脊椎炎(AS：ankylosing spondylitis)の病状評価にもあるBASMI(Bath Ankylosing Spondylitis Metrology Index)[7]は付着部炎の影響を評価していると考えてよい。この視点は多発性付着部炎(polyenthesitis)の評価として意味をもつ。これから述べる診察方法を診断基準以上に日常の診察に応用することを勧める。

表2.1　初診用診察票

初診用診察票

氏名　　　　　　　　　年　　月　　日

脊椎関節炎診察部位
（0：圧痛なし，1：軽度の圧痛，2：通常の圧痛，3：高度の圧痛のため，声を出す，防御姿勢をする）

足底腱膜踵側	圧痛	0 1 2 3	腫脹	/	0 1 2 3	腫脹
距骨下関節	圧痛	0 1 2 3	腫脹	/	0 1 2 3	腫脹
アキレス腱	圧痛	0 1 2 3	腫脹	/	0 1 2 3	腫脹
足関節	圧痛	0 1 2 3	腫脹	/	0 1 2 3	腫脹
膝蓋靱帯	圧痛	0 1 2 3	腫脹	/	0 1 2 3	腫脹
膝関節内側	圧痛	0 1 2 3	腫脹	/	0 1 2 3	腫脹
膝関節外側	圧痛	0 1 2 3	腫脹	/	0 1 2 3	腫脹
股関節	圧痛	0 1 2 3	腫脹	/	0 1 2 3	腫脹
大転子	圧痛	0 1 2 3	腫脹	/	0 1 2 3	腫脹
上前腸骨棘	圧痛	0 1 2 3	腫脹	/	0 1 2 3	腫脹
腸骨稜	圧痛	0 1 2 3	腫脹	/	0 1 2 3	腫脹
恥骨結合	圧痛	0 1 2 3	腫脹			
肋骨	圧痛	0 1 2 3	腫脹	/	0 1 2 3	腫脹
胸肋関節（第1）	圧痛	0 1 2 3	腫脹	/	0 1 2 3	腫脹
胸肋関節（第7）	圧痛	0 1 2 3	腫脹	/	0 1 2 3	腫脹
胸骨関節	圧痛	0 1 2 3	腫脹	/	0 1 2 3	腫脹
胸鎖関節	圧痛	0 1 2 3	腫脹	/	0 1 2 3	腫脹
鎖骨	圧痛	0 1 2 3	腫脹	/	0 1 2 3	腫脹
肩烏口突起	圧痛	0 1 2 3	腫脹	/	0 1 2 3	腫脹
肩大結節	圧痛	0 1 2 3	腫脹	/	0 1 2 3	腫脹
後頭骨	圧痛	0 1 2 3	腫脹	/	0 1 2 3	腫脹
頸椎棘突起	圧痛	0 1 2 3	腫脹			
胸椎棘突起	圧痛	0 1 2 3	腫脹			
腰椎棘突起（第5）	圧痛	0 1 2 3	腫脹			
上後腸骨棘	圧痛	0 1 2 3	腫脹	/	0 1 2 3	腫脹
座骨結節	圧痛	0 1 2 3	腫脹	/	0 1 2 3	腫脹
仙腸関節	圧痛	0 1 2 3	腫脹	/	0 1 2 3	腫脹
エリクセンテスト	圧痛	0 1 2 3		/	0 1 2 3	
膝窩靱帯	圧痛	0 1 2 3	腫脹	/	0 1 2 3	腫脹
肘関節内側	圧痛	0 1 2 3	腫脹	/	0 1 2 3	腫脹
肘関節外側	圧痛	0 1 2 3	腫脹	/	0 1 2 3	腫脹
手関節	内外側	0 1 2 3	腫脹	/	0 1 2 3	腫脹

頸椎伸展制限　＋　－　頸椎後屈　　　度　頸椎側屈　右　／　左　頸椎回旋　右　／　左
ショーバーテスト　（前屈）　　　cm　（側屈）　　　　cm
胸郭テスト　（最大呼気時）　　　cm　（最大吸気時）　　　cm

(1)頸椎

　まず，重要なことは，問診の際に①頸椎の自発痛，②運動時痛について聞くことである。よく「車をバックさせる際に首が痛いので，後方の観察が難しい」という表現をする。ついで，視診であるが，日常診療で経験する多くの患者には顕著な頸椎強直の症例は少ない。一見何も異常がないようにみえる。しかし，患者に頸椎の前屈と後屈をさせてみると後屈制限がみられる場合がある。前屈ではほとんどの場合，制限はない。このとき，動きが十分でないと判断したら，医師が手を添えて，軽く後屈をさせるとよくわかる（図2.1）。軽い後屈の力でも椎間関節を刺激するので，疼痛が出現する（頸椎後屈テスト）。

　また，他動的に頸椎を伸展させる際に医師が頭頂部から下方に圧迫を加えると頸椎椎間関節に圧が加わり疼痛が発現する。ときにはまったく後屈が不可能の症例もある。その場合は伸展させないで，頭頂部から下方に軽度の圧迫を加えても同様に椎間関節からの疼痛が出現する（頭頂ストレステスト）。続いて左右の回旋運動を行う手技である。最初は患者に左右の回旋をさせてみる。次に医師が手を添えて，回旋方向に軽いストレスをかけると疼痛が起こる。側屈運動でも，まず，患者自身にやらせて，次に右側屈，および左側屈の方向へのストレスをかける（図2.2）。ともに制限されていることもある。BASMI[7]にも頸椎運動性の評価項目があり，根底には椎間関節炎があることを確かめることができる。進行したASでは骨性強直が高度である場合が多く，軽度前屈している。

　次に触診であるが，僧帽筋の後頭骨への付着部の圧痛が顕著である場合が多い。また，椎間関節をそれぞれ両側から押してみると圧痛が確認できる（図2.3）。頸椎棘突起の圧痛もみられる場合が多い。

(2)胸椎

　胸椎は視診では明確な変化がみられない場合が多く，腹臥位をとらせてから棘突起の触診を行うとよい。棘突起上を縦走する棘上靱帯の圧痛はよくみられる所見である。この圧痛が明確でなくとも，その1横指ほど左右外側にある椎間関節を触診すると圧痛が確認できる。X線所見で椎間関節に所見がみられなくとも触診を行ってみる必要がある。

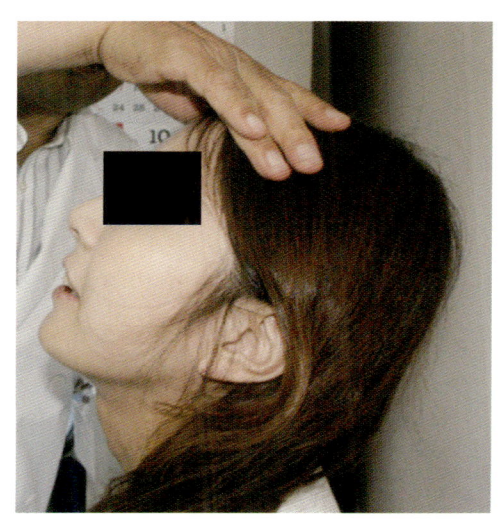

図2.1　頸椎伸展
前頭部に手をあてて，注意深く軽度伸展（後屈）の力を加える。

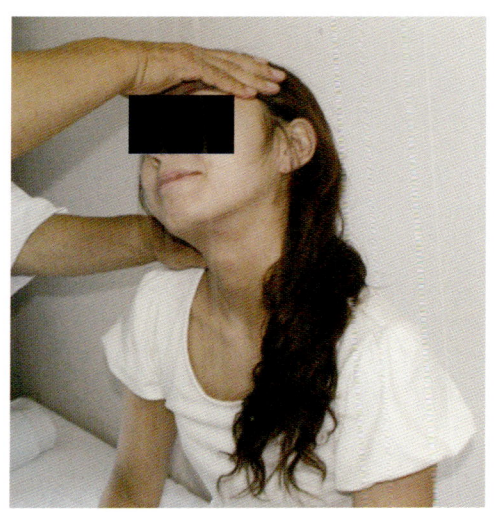

図2.2　頸椎側屈
側頭部に手をあてて他動的に側屈させると同側の頸部痛が誘発される。

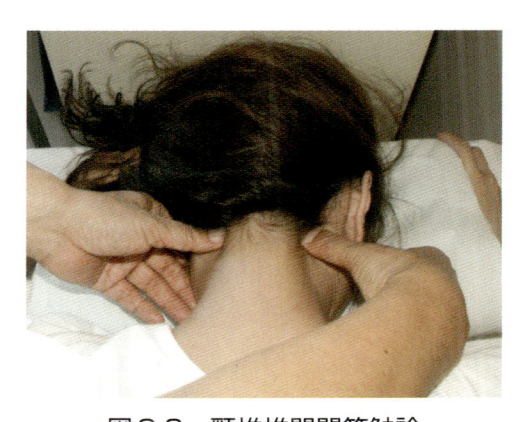

図2.3　頸椎椎間関節触診
項部の腱を避けて，やや外側から触れると触診しやすい。椎間関節の疼痛が誘発される。

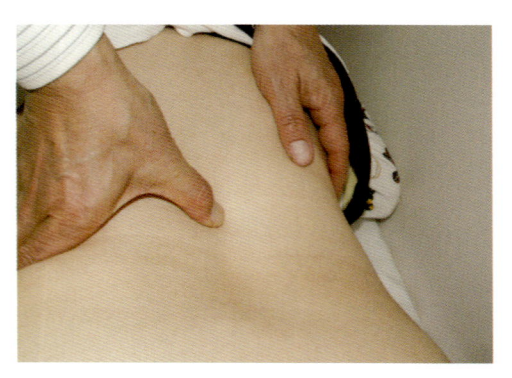

図2.4　脊椎棘突起
棘上靱帯を母指で圧迫する。

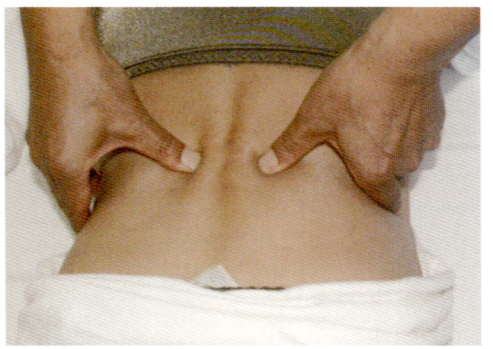

図2.5　脊椎椎間関節の触診
棘上靱帯から約1横指外側を母指で圧迫する。

- 腰椎棘突起上にヤコブ線から上方10cmに印をつける。
- 最大前屈してその長さを測定する。
- 伸びた距離が5cm未満を陽性とする。

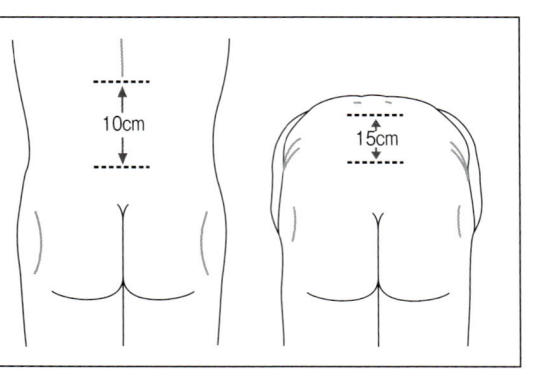

（浦野房三：症例から学ぶ脊椎関節炎, p15, 新興医学出版社, 東京, 2008[5]），Khan MA 著, 浦野房三 監修, 田島彰子 訳：強直性脊椎炎, p14, 新興医学出版社, 東京, 2008[8] より引用）

図2.6　ショーバーテスト

（3）腰椎

　腰椎も同様に明確な視診による変化がみられないことが多く，腹臥位をとらせてから棘突起の触診を行う（図2.4）。棘突起上を縦走する棘上靱帯の圧痛を胸椎と同様に触診する。1横指ほど左右外側にある椎間関節を触診すると圧痛がみられることがある（図2.5）。X線所見で椎間関節に所見がみられなくとも胸椎同様に触診は行ってみる。胸腰椎の可動性を調べるためにショーバーテストを施行する（図2.6）。

（4）骨盤帯

　腹臥位では骨盤の上後方を横に走っている，骨盤の縁である上後腸骨棘の触診が大切である。触診による指の圧迫で疼痛が出現する。仰臥位では腸骨稜，上前腸骨棘，恥骨結合などには圧痛が顕著にみられる。

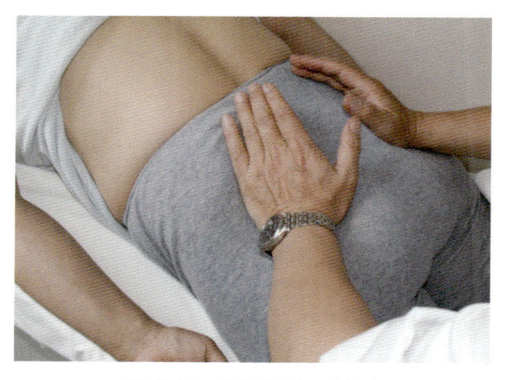

図2.7　腸骨翼の触診
腹臥位で両側の腸骨翼を内側に圧迫する（エリクセンテスト）。

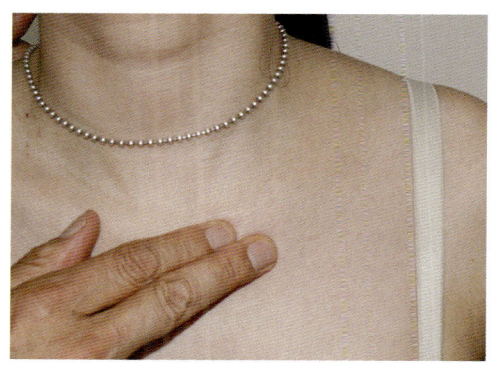

図2.8　左胸鎖関節の触診
圧痛を確認する。

(5)仙腸関節

　仙腸関節の診察には触診の他に，疼痛誘発手技があり，以前から介達力を介して仙腸関節を刺激する方法が採用されている。これらの方法の特徴は仙腸関節に膿がたまったり，高度の炎症がある場合に軽度の刺激によって，強い疼痛症状が出現することが特徴である。脊椎関節炎（SpA：spondyloarthritis）では膿が貯留するほどの炎症はなく，通常の介達力では疼痛が誘発されない。すなわち，false negativeである。これに対して，直接仙腸関節の接触面に対して圧を加える方法として，エリクセンテストが優れている[9]。腹臥位にして，両側腸骨に対して，医師の手掌による圧を加える方法である（図2.7）。陽性率はかなり高い。また，直に仙腸関節を圧迫してもよい。

(6)前胸部

　前胸部では胸鎖関節炎が有名である。特に掌蹠膿疱症性骨関節炎では胸鎖関節から鎖骨にかけて骨の膨隆が視診で確認できる症例がある。しかし，典型的な症例の頻度は高くはない。MRIなどで骨髄浮腫が確認できることもある。触診にて胸鎖関節の圧痛が確認できる（図2.8）。胸鎖関節の骨性癒合があると両肩の引き上げ運動が困難となり肩をすぼめることができないなどの症状がある[10]。
　ASの改正ニューヨーク診断基準には胸郭の拡張制限の項目がある。呼吸苦などを訴える症例には吸気時と呼気時における胸囲を測定しておくことも大切である。東京都福祉保健局では第4肋間で最大吸気時の胸囲と最大呼気時の胸囲の差が

2.5cm以下を陽性としている。

その他，胸骨関節，胸肋関節に圧痛を認めることはつねであり，肋骨自体に圧痛を認める症例も多い。肋骨弓から剣状突起に圧痛を認めることもある。

特に筆者が行っている方法で有効と思われる方法を示す。医師が患者の後方に座って，患者の両腋窩から肋骨を内側前方に圧迫する(図2.9)。この操作によって，前胸部の疼痛が誘発される。胸郭を左右両側から圧迫して，胸肋関節など前胸部関節へのストレスを加えることにより疼痛が発現する。医師が患者の前方に座って，両脇から内側前方にストレスをかけても同様の疼痛が発現する。

前胸部の疼痛は軽度の疼痛から激痛まで，症状には幅があり，心筋梗塞，解離性大動脈瘤，胸膜炎など，循環器あるいは呼吸器疾患とみなされ，それぞれの専門医にコンサルトされることが多い。まず生命にかかわる病態のチェックが重要である。しかし，精査の後，生命にかかわる重篤な疾患の可能性がない場合，SpA，特に多発性付着部炎を想起することも大切である。

2　四肢関節

四肢の関節には，上肢では，肩関節，肘関節，手関節，手根関節，指関節があり，下肢では股関節，膝関節，足関節，足根関節，足趾関節と非常に多くの関節がある。

(1)肩関節

肩関節痛を訴える症例は相当数に及ぶ。通常のX線所見では異常を認めることが少なく，一般的によくみられる肩関節周囲炎，あるいは五十肩症候群と診断されている症例が多い。肩鎖関節，上腕二頭筋長頭腱(図2.10)，肩峰下粘液包などに圧痛がみられることが多く，理学所見からは肩関節周囲炎などとの鑑別は困難であることが多い。SpAでは屈曲(前挙)は比較的保たれているが，外転制限や伸展制限がみられる。多くの症例では，関節可動域(ROM：range of motion)制限は顕著ではないが，局所の腱・靱帯の腫脹，圧痛などの所見が重要である。

MRIなどで肩鎖関節，あるいは上腕骨頭など関節近傍の骨組織に骨髄浮腫がみられることがある。4章に肩関節症例の調査を載せた。

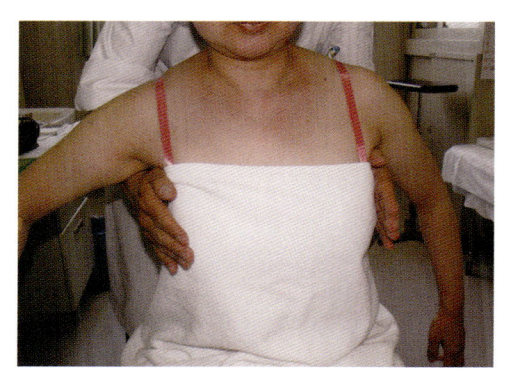

図2.9 側胸部圧迫テスト
側胸部を両側から圧迫すると、前胸部痛が誘発される。医師の手掌の圧はやや前方に加えたほうが誘発されやすい。

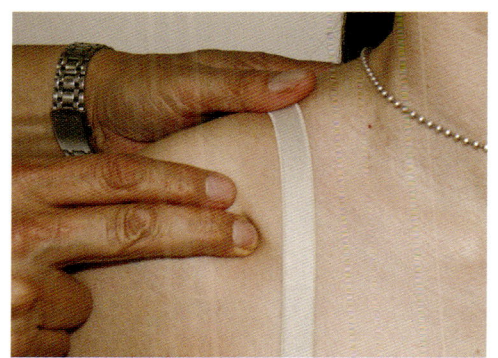

図2.10 右肩関節触診
右上腕二頭筋の触診。

(2) 肘関節

肘痛を訴える症例は多い。内側および外側の側副靭帯付着部炎が認められることが多く、圧痛は顕著である。ROM制限が認められる症例はきわめて少数である。ときに関節リウマチ（RA：rheumatoid arthritis）でみられるような屈曲拘縮を認める症例もある。

(3) 手関節

手関節の腫脹を伴うこともあり、両手関節の側副靭帯、屈筋腱、伸筋腱などの圧痛、あるいは手根骨への腱付着部の圧痛が顕著である症例も多い。日常診療でよく遭遇する。

(4) 指・指関節

手指の腫脹がみられる症例は多い。手指の腫脹は指炎（digititis）とよばれる。RAのような紡錘形の腫脹ではなく、指全体が腫れて、ソーセージ様となる。また、左右対称でない場合も多く、腱鞘、あるいは腱鞘滑膜の腫脹と考えられている。そのため、こわばり感が著しく、伸展が十分にできない、あるいは、屈曲が十分にできないという症例は日常的によく遭遇する。RAにおけるスワンネック、あるいはボタンホールのような拘縮ではなく、屈筋腱のみ拘縮して、箸が握れない、書字ができないなどの障害を訴える症例もよく経験する。

(5)股関節

　股関節では大腿骨頭の存在するスカルパ三角部を押すことにより，疼痛が惹起されることが多い。BASMI[7]には果間距離という項目があり，股関節を外転させると疼痛を訴え，軽度制限されていることがある。病状が進行していなければ股関節のROMは制限されることは少ない。また，通常，股関節の他動運動で疼痛が出現することは少ない。BASMIでは果間距離が100cmを超える場合は正常域であるが，70～100cmの間は中等度制限，70cm未満は高度制限としている。BASFI（Bath Ankylosing Spondylitis Functional Index）[11]には合致する項目はない。

(6)膝関節

　膝関節では触診によって圧痛を確認できる部位は多数認められる。靱帯では膝蓋靱帯，外側および内側側副靱帯，膝窩靱帯である。それぞれの靱帯が腫脹し，圧痛を認める場合もあるが，骨への付着部を触診することによって確実性が増す。

　まず，膝蓋靱帯の場合，腱自体の圧痛，脛骨結節付着部の圧痛，膝蓋骨付着部の圧痛が認められる（図2.11）。また，膝蓋靱帯周囲の脂肪体が隆起して，ときには発赤を認める場合がある（図2.12）。その脂肪体にも圧痛を認める場合が多い。

　内側，外側の側副靱帯の圧痛もよくみられる。膝窩部の膝窩靱帯の肥厚あるいは圧痛が顕著な症例もある（図2.13）。もちろん，内側および外側関節裂隙は関節症の際に圧痛が顕著であるので，触診しておく必要がある。

　また，多数の滑液包があり，滑液包炎が存在するとそれぞれ圧痛がみられ，炎症が顕著な場合は腫脹も認められる。

(7)足関節

　足関節の触診では前方からの圧痛がみられる。手指あるいは手関節など上肢の炎症所見がみられないにもかかわらず，足関節の腫脹がみられれば，下肢優位の関節炎として，ヨーロッパ分類基準にも合致する。診断的価値も高いので注意したい。

(8)足根部から足趾

　通常，ヨーロッパ分類基準にあげられているアキレス腱付着部，足底腱膜付着部を触診することは必須である。腱自体に腫脹を認めることもあるが（図2.14，15），踵骨付着部を直接狙って圧を加えると容易に圧痛を確認できる（図2.16）。

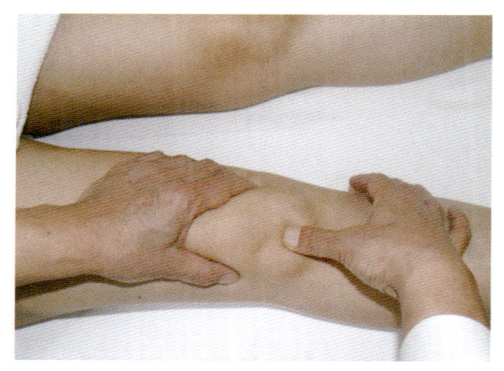

図2.11　膝蓋靱帯脛骨付着部
膝蓋靱帯脛骨付着部の圧痛を確認する。

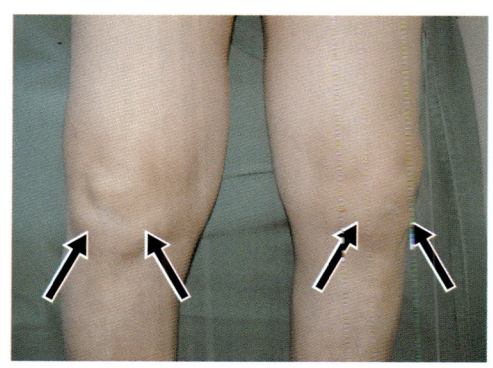

図2.12　膝蓋靱帯付着部炎
両膝蓋靱帯周囲・脂肪体の腫脹が認められる（➡は腫脹を示す）。

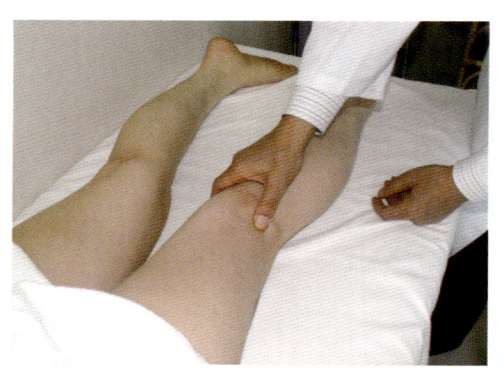

図2.13　膝窩靱帯触診
腹臥位で膝窩靱帯の腫脹・圧痛を確認する。

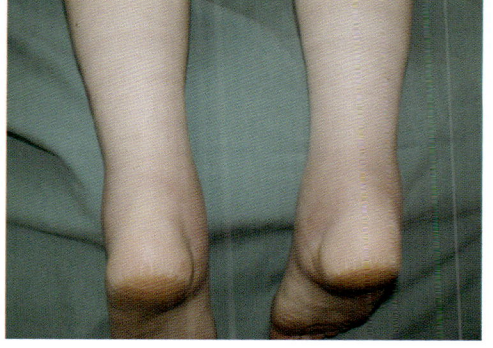

図2.14　アキレス腱周囲の腫脹
アキレス腱周囲の腫脹のため，アキレス腱のレリーフが見えなくなっている。

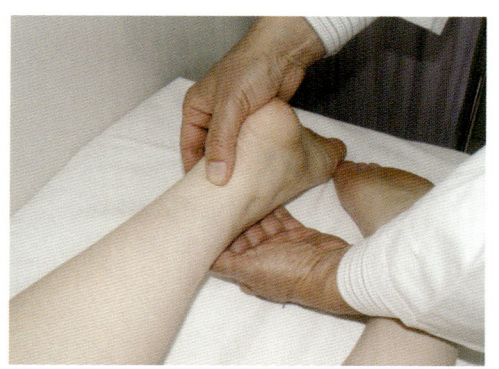

図2.15　アキレス腱触診
アキレス腱を触診し，圧痛を確認する。

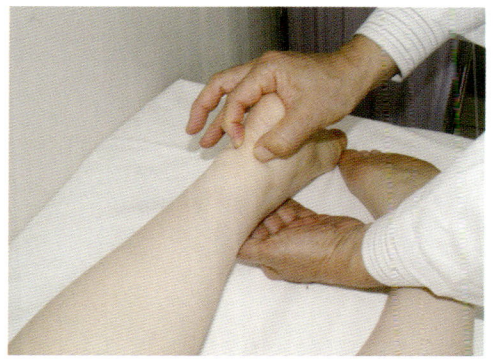

図2.16　アキレス腱踵骨付着部
アキレス腱の踵骨付着部の圧痛確認には，母指で圧迫するよりも付着部をつまむようにすると確認しやすい。

足根骨のそれぞれに関節があり，いずれも関節炎を起こす可能性がある．比較的容易に触診が可能なのは距骨下関節である（図2.17）．足根部の疼痛がある患者には視診で腫脹（図2.18），発赤の有無，そして触診で圧痛を確認する（図2.19）．X線所見では骨棘がないと正常とされてしまうが，足根骨皮質の硬化像はよくみられる所見である（図2.20）．

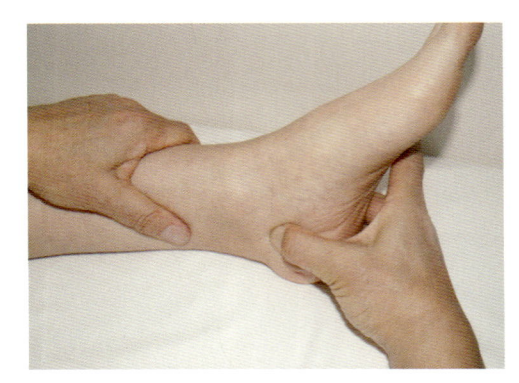

図2.17　距骨下関節触診
踵骨と距骨の関節を触診する．

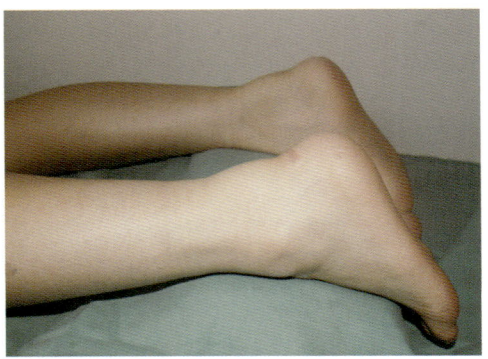

図2.18　アキレス腱の顕著な腫脹
両側アキレス腱が腫脹している．患者が気づいていることが多い．

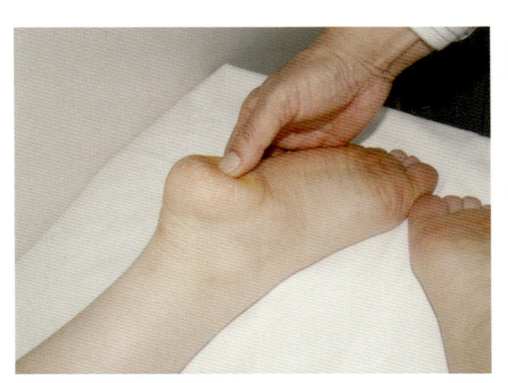

図2.19　踵骨触診
足底腱膜踵骨付着部の触診．

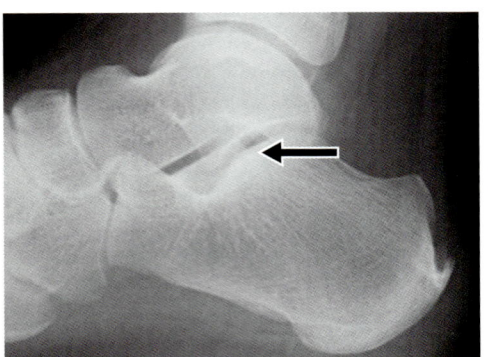

図2.20　距骨下関節硬化像
距骨下関節，踵骨側の骨硬化像がみられる．

第3章

脊椎関節炎各論

1 軸性脊椎関節炎（axial SpA）

　脊椎関節炎（SpA：spondyloarthritis）の診断にはヨーロッパ脊椎関節炎研究グループ（ESSG：European Spondyloarthropathy Study Group）による分類基準（表3.1）[1]，あるいはアモール（Amor）分類基準[3]が従来から使われてきた．そして，強直性脊椎炎（AS：ankylosing spondylitis）には改正ニューヨーク診断基準が1984年から使われるようになった（表3.2）[4]．SpAの有病率が人種などにより，多少の差異はあるものの，これらの診断基準により，SpAがcommon diseaseであり，関節リウマ

表3.1　ヨーロッパ分類基準（脊椎関節炎）

①炎症性脊椎痛*1（脊椎痛（項部，背部，腰部）あるいはその既往） または ②滑膜炎*2（非対称性あるいは下肢に優位）
＋
下記の少なくとも1項目を満たす場合に脊椎関節炎に分類する 1：家族歴　　2：乾癬*3　　3：炎症性腸疾患*4 4：尿道炎，子宮頸管炎*5，または急性下痢*6（発症1ヵ月以内） 5：左右交互の殿部痛*7　6：靱帯炎*8　7：仙腸関節炎*9

*1　炎症性脊椎痛…以下の5項目のうち，4つを満たす現在または既往における脊椎痛：(1) 45歳未満の発症，(2) 潜行性発症，(3) 運動による改善，(4) 朝の背部のこわばり，(5) 3ヵ月以上の持続．
*2　滑膜炎…非対称の関節炎，または下肢に優位な関節炎．既往も含める．
*3　乾癬…医師によって診断された乾癬．現在，または，既往にある．
*4　炎症性腸疾患…医師によって診断され，X線検査または内視鏡で確認された潰瘍性大腸炎，またはクローン病が，現在，または既往にある．
*5　尿道炎，子宮頸管炎…関節炎発症前1ヵ月以内の非淋菌性尿道炎または子宮頸管炎．
*6　急性下痢…関節炎発症前1ヵ月以内の急性下痢．
*7　左右交互の殿部痛…両殿部に交互に起こる疼痛．既往も含める．
*8　靱帯炎…アキレス腱または足底腱膜の付着部における自発痛．既往も含める．診察では付着部に圧痛を認める．
*9　仙腸関節炎…グレード：0＝正常，1＝疑い，2＝軽度，3＝中程度，4＝完全骨癒合（強直）（改正ニューヨーク診断基準を採用）．

（Dougados M, van der Linden S, Juhlin R, et al.: The European Spondylarthropathy Study Group preliminary criteria for the classification of spondylarthropathy. Arthritis Rheum **34**: 1218-1227, 1991[1]，浦野房三：脊椎関節炎の診断―強直性脊椎炎から軸性脊椎関節炎へ―. 炎症と免疫 **21**: 79-85, 2013[2] より引用改変）

表3.2　改正ニューヨーク診断基準（強直性脊椎炎）

A　診断
  1. 臨床的基準
    ①腰背部痛とこわばり
      （3ヵ月以上持続，運動により改善，安静で改善しない）
    ②腰椎可動域制限（矢状面，前額面）
    ③胸郭拡張制限（性年齢補正値と比較）

  2. 仙腸関節のX線所見の基準
    仙腸関節…両側グレード2以上　あるいは　片側グレード3～4
    グレード0：正常。
    グレード1：変化が疑われる。
    グレード2：軽度の異常（小さい限局性の骨びらん，硬化。関節裂隙の変化はない）。
    グレード3：明確な骨びらん，骨硬化が顕著，関節裂隙の開大，狭小化，部分強直。
    グレード4：関節裂隙の全強直。

B　診断の段階
    ①definite …臨床的基準の①，②，③のうち1項目以上に加えてX線所見がある。
    ②probable…a) 臨床的基準3項目がある。
              b) X線所見はあるが，臨床基準に当てはまらない。

(van der Linden S, Valkenburg HA, Cats A：Evaluation of diagnostic criteria for ankylosing spondylitis. A proposal for modification of the New York criteria. Arthritis Rheum 27：361-368, 1984[4]，消野房三：脊椎関節炎の診断—強直性脊椎炎から軸性脊椎関節炎へ—．炎症と免疫21：79-85, 2013[2] より引用改変)

チ（RA：rheumatoid arthritis）に次いで第2のリウマチ性疾患であることは国際的にも認識されている。一方，診断の際，画像所見において，仙腸関節のX線像で顕著な所見がなくともSpAの診断が可能となった。未分化型脊椎関節炎（uSpA：undifferentiated spondyloarthritis）は画像所見が明確でない状態である。

また，特異的な血清マーカーがないことも診断を難しくしている。HLA-B27陽性が人種によっては大きな比重を占める一方，日常診療ではほとんどHLA-B27陽性者には遭遇することがない人種もある。前者はノルウェー人などコーカサス人種，中国人，韓国人などであり，後者の典型例は日本人などである。以上の両面から考えられた診断の方法は今までないに等しかったが，軸性脊椎関節炎（axial SpA：axial spondyloarthritis）分類基準[5]はHLA-B27陽性例を別の項目にあげることにより，わが国の医療者にとっても利用しやすくなった。

axial SpAの分類基準は2つの項目から構成されている（表3.3①,②）[6]。①は画像診断の項目である。MRI所見あるいは従来のX線所見を評価する。②はHLA-B27の項目である。一般人口でHLA-B27の頻度が非常に低い日本人において，普段B27陽性を考慮しなくてもよい項目があるのは使いやすいともいえる。

表3.3　ASAS軸性脊椎関節炎分類基準

3ヵ月以上続く腰背部痛，発病時が45歳未満

＋

①画像診断で仙腸関節炎[*1]が認められる。
　脊椎関節炎の特徴[*2]が1項目以上ある。

または

②HLA-B27が陽性。
　脊椎関節炎の特徴[*2]が2項目以上ある。

[*1]　X線あるいはMRIによる仙腸関節炎
　　MRIにより活動性（急性）仙腸関節炎がある。
　　X線所見：仙腸関節炎が両側2度以上，もしくは片側3度以上（1984年改正ニューヨーク診断基準）。
[*2]　脊椎関節炎の特徴
　　炎症性背部痛（専門医），関節炎，付着部炎（踵），ぶどう膜炎，指炎，乾癬，クローン病／潰瘍性大腸炎，非ステロイド性抗炎症剤によく反応する，脊椎関節炎の家族歴，HLA-B27が陽性，CRPの亢進。

(Rudwaleit M, van de Heijde D, Landewé et al.: The development of Assessment of SpondyloArthritis international Society classification criteria for axial spondyloarthrltis (part Ⅱ): validation and final selection. Ann Rheum Dis 68 : 777-783, 2009[6], 浦野房三：脊椎関節炎の診断—強直性脊椎炎から軸性脊椎関節炎へ—. 炎症と免疫21：79-85, 2013[2]より引用改変)

2 分類基準

　2009年にASAS(Assessment of SpondyloArthritis International Society)が提唱したASAS軸性脊椎関節炎分類基準(ASAS classification criteria for axial spondyloarthritis)では，従来のASはこの主要な部分である(表3.3)[6]。一方，uSpAの相当部分がこのカテゴリーに分類されることになる。要するにASはaxial SpAのカテゴリーの主たる位置を占めているが，MRIによって確認された非X線的軸性脊椎関節炎(nr-axial SpA：non-radiographic axial spondyloarthritis)はこのASと同じaxial SpAのカテゴリーに入ることになる。

　MRIによる仙腸関節炎評価の最大のポイントはshort τ inversion recovery (STIR)によって確認されるかどうかが重要である。仙腸関節は冠状断で評価され，左右両側ともSTIRが陽性ならaxial SpAと診断される。また，片側だにSTIRが陽性の場合は，冠状断の連続した2スライスでSTIRが陽性であれば，axial SpAと診断できる[7]。ASの改正ニューヨーク診断基準では通常X線所見について，「両側グレード2から4」あるいは「片側がグレード3か4」であればASと診断される。MRI所見でも同様に「両側STIR陽性」もしくは「片側のSTIR陽性症例については連続した2スライスにみられること」に重み付けをしていることになる。

　2010年，和歌山県の住民調査でSpAの有病率はRAと同等であるという調査報告が発表された[8]。また，Taniguchiらは健常人1,000名のがん検診FDG-PET／CT検診で7名(0.7%)に付着部に異常集積を認めた。これはすなわち，付着部炎であり，SpAが疑われる。これらの調査症例は運動選手などではなく，通常の生活を送っている健常人であり，陽性所見は脊椎棘突起，仙腸関節などに認められた[9]。

　中国，韓国においてもSpAの研究報告が近年増加している。生物学的製剤の発達がそれらの研究にも拍車をかけていると考えられる。

　診断では問診が重要である。「疼痛の発現状況」と「こわばり感」を聞き出すことが大切である。項部痛，背部痛，殿部痛，四肢痛など広範囲の疼痛を訴えることが多く，同一姿勢を保つことにより疼痛が増強し，軽い運動時に疼痛が軽減する。青年期から項背部のこり感，腰背部痛を経験している症例は多い。診察では四肢・体幹の付着部を触診する必要がある。SpAの診断にはヨーロッパ分類基準，アモール分類基準を使い，ASには改正ニューヨーク診断基準が使用される。竹状脊椎(bamboo spine)は完成された状態であり，それ以前に診断される必要がある。特

に仙腸関節の所見が重要である。

ASの病状評価方法として，BASDAI（Bath Ankylosing Spondylitis Disease Activity Index）が使われてきたが，2009年，ASDAS（Ankylosing Spondylitis Disease Activity Score）の使用が提唱され（**表1.5（20頁）**），病状把握が進み，疾患活動性の評価については国際基準としてASDASも使われている。

2011年には末梢性脊椎関節炎（pSpA：peripheral spondyloarthritis）の分類基準が提唱された（**表3.4**）[10]。pSpAの分類基準も合わせて利用することが勧められる。最初に関節炎，付着部炎，または，指炎のいずれか1つを見極めたのち，追加され

表3.4　末梢性脊椎関節炎分類基準

関節炎　または　付着部炎　または　指炎
＋
① 下記からプラス1個以上 　● 乾癬 　● 炎症性腸疾患 　● 先行感染 　● HLA-B27 　● ぶどう膜炎 　● 仙腸関節炎の画像（X線またはMRI） または ② 下記から他にプラス2個以上 　● 関節炎（既往も含める） 　● 付着部炎（既往も含める） 　● 指炎（既往も含める） 　● 炎症性背部痛の既往 　● 脊椎関節炎の家族歴

（Rudwaleit M, van der Heijde D, Landewé R, et al.: The Assessment of SpondyloArthritis International Society classification criteria for peripheral spondyloarthritis and for spondyloarthritis in general. Ann Rheum Dis. **70**: 25-31, 2011 [10]，浦野房三：脊椎関節炎の診断―強直性脊椎炎から軸性脊椎関節炎へ―. 炎症と免疫 **21**: 79-85, 2013 [2] より引用改変）

注：原著には各用語の定義があるので，参照が勧められる。

た2基準のどちらかより合致するものを選ぶ。プラス1個以上の項目　あるいはプラス2個以上の項目が合致すればpSpAと診断される（表3.4）。付着部炎について，ヨーロッパ分類基準ではアキレス腱と踵骨付着部の圧痛とあったが，pSpAの分類基準ではMEI（Mander Enthesis Index，図1.1（3頁））にあげられている部位はどこでもよいことになり，診断の幅が広がり，一歩進んだ内容となっている。

　ここで注意すべきことはpSpAの分類基準に合致した症例でもaxial SpAの分類基準にも合致することがあり，この場合は両者を併記することが勧められる。薬効検定，疫学調査などの臨床研究がより遂行しやすい状況になった。

コラム　ヨーロッパ分類基準の運用

　ヨーロッパ分類基準は脊椎関節炎（SpA）診断の根幹となるものであり，きわめて重要な分類基準である。問診では正確に思い出すよう患者に依頼する。また，柔軟性のある問いかけが必要である。問診のみでほぼ診断が確定する場合もあり，付着部に対する理学的所見と仙腸関節X線所見の追加で診断の確実性は増すと思われる。

　まず，腰背部痛であるが，「炎症性脊椎痛で少なくとも次の4項目を満たす」とある。この部分の聞き出しが重要である。「少年時代あるいは若い頃から肩こりがあり，ときには軽度の項背部痛があった」という既往は非常に重要である。次に「安静で疼痛が改善しない」「夜間，寝返りで痛い」「じっと座っていると痛くなる」という表現は「運動により疼痛が改善する」という項目と同等と考えてよい。早朝，腰背部のこわばり感あるいは疼痛があるという患者の表現は問診によって，聞き出せることが多い。

　膝関節炎あるいは足関節炎という項目は脊椎痛とは別個になっており，手部の関節炎症状がなく，下肢優位の関節炎が主である場合，SpAを想起しなければならない。

　これらの項目からSpAを疑った場合，次の段階として家族歴，既往歴などを確認し，四肢・体幹の付着部を触診する。各部位の腫脹は診断には必要ではなく，圧痛だけでよい。1994年の分類基準ではアキレス腱，足底腱膜のみがあげられている。2011年の末梢性脊椎関節炎（pSpA）分類基準では付着部の圧痛はMEI（図1.1（3頁））の部位をあげてある。したがって，触診の対象部位は非常に多くなるが，診断に至るのは難しくない。

3 画像診断

　uSpA患者の大部分に炎症性脊椎炎がみられ，仙腸関節炎も確認される。仙腸関節炎はuSpAでもX線所見で一般的にみられるがグレードは低い[11]。また，syndesmophyteがみられない場合でも，MRIのSTIR法などで骨髄浮腫，あるいは，関節液貯留，靱帯浮腫などが確認できる症例も多い。また，超音波エコーではアキレス腱，膝蓋靱帯などの付着部炎が描出されることが多い。

(1) X線所見

　脊椎では進行した症例は竹状脊椎とよばれ，典型症例として有名である。ASという診断名はまさにその状態を表しており，この疾患の特徴を表しているといってよい。しかし，竹状脊椎に至らない症例は非常に多く，わが国の症例の場合，竹状脊椎は珍しいものとみなされ，日常診療では遭遇することが少ない。1984年に発表されたASの改正ニューヨーク診断基準では，画像診断の項目に竹状脊椎についての記載はなく，仙腸関節のX線所見のみである[12]（図3.1）。

　通常のX線所見からも進行の程度を評価する方法ではmSASSS(modified Stoke Ankylosing Spondylitis Spine Score)がよく使われている。頸椎側面像から，それぞれの椎体偶角の状態を判定することにより，脊椎の罹患状態の評価が可能となった[13]。その他，mSASSSは薬効検定などで使用されている。

　また，X線所見から脊椎の亀背の程度を測定し，進行度を評価する方法が考案されている。椎体の前縁の距離(Ha)を後縁の距離(Hp)で除した値(Ha／Hp)が低い場合，亀背の進行度が高いと判断する[14]。詳細についてはそれぞれの論文を参照していただきたい。

(2) MRI所見

　2011年3月11日，東日本大震災が起こり，放射線被曝について，一般の人々にも認識が上がってきた。ヨーロッパではチェルノブイリ原発事故以来，放射線被曝についての認識が進み，放射線を使った検査は控えられる傾向が強い。特にCTスキャンは通常のX線写真の100倍近い被曝量であるため，控えられる傾向があり，現在，仙腸関節のCTスキャンは以前より撮影される頻度が少ない。現在，SpAに対してはMRIが最適の画像所見であるといわれるのもうなずける。

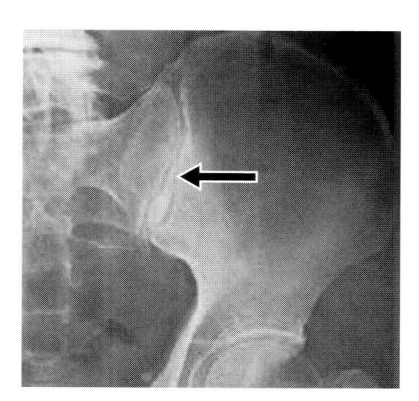

グレード1
軽度の変化が疑われる。

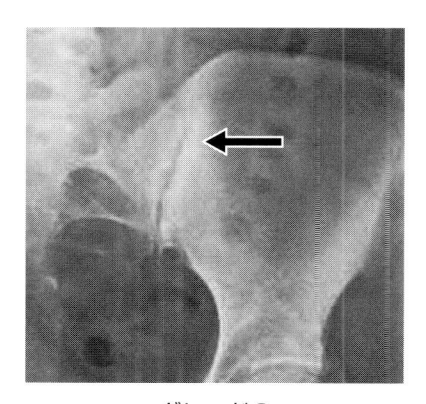

グレード2
小さな異常（関節裂隙は正常だが，局所的な骨びらん，あるいは骨硬化がわずかにみられる）。

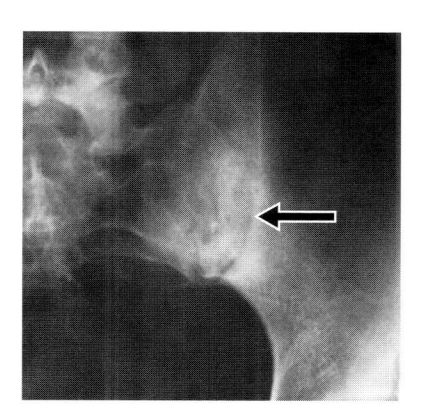

グレード3
明白な異常（中等度あるいは進行した骨びらん，もしくは骨硬化がみられる）。

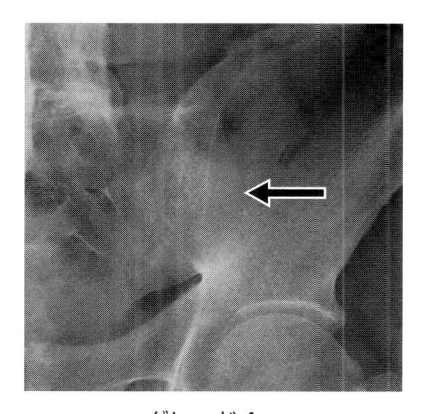

グレード4
高度の異常（仙腸関節は完全強直の状態）。

注：グレード0度（正常）は割愛した

図3.1　改正ニューヨーク診断基準（強直性脊椎炎）による仙腸関節のグレード別Ｘ線像

①仙腸関節所見

　MRIではSTIR法が重要である。フランスにおける多施設の調査では骨髄浮腫が仙腸関節にみられたのはHLA-B27陽性例で44.1％，HLA-B27陰性例で24.9％であり[15]，筆者の施設で調査した頻度は4割程度であった。

　当科で行った調査報告を提示する。方法は当科で加療中のSpA患者に対し，仙腸関節MRIをSTIR冠状断で撮像した。仙腸関節の評価は両側にSTIRで高信号がみられた症例，あるいは，片側にSTIRの高信号がみられた場合は連続したスライスに高信号が確認できた場合をnr-axial SpAとした。

　測定できた症例は41例（男性8例，女性33例），平均年齢55歳9ヵ月，平均罹病期間17年11ヵ月であった。仙腸関節の評価でnr-axial SpAは18例（43.9％）にみられた。図3.2はaxial SpAと診断した症例の仙腸関節MRI所見である。

②脊椎所見

　RAにおける脊椎病変のうち，上位頸椎の環軸関節亜脱臼（AAS：atlantoaxial subluxation）はよく知られているが，SpAにおけるAASは気づかれることが少ない。ASが診断されていないと看過されることが多い。Leeらによると，819例のASのうち，AASが14.1％にみられ，罹病期間は平均7.9年であった。AASのないAS患者に比して有意に長く，赤沈，CRPなど炎症のパラメーターが異常値である症例が多かった[16]。SpAにおける脊椎のMRI調査がPelusoらによって発表されて

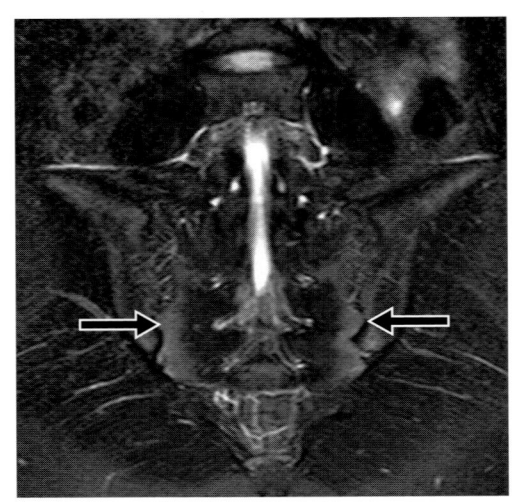

図3.2　仙腸関節のMRI
撮像条件は冠状断，脂肪抑制法（→はSTIR高信号を示す）。

いる[17]。報告は腸炎性関節炎において，脊椎側面像からT_1強調像，T_2強調像およびSTIRで椎体椎間板びらん(discovertebral erosion)の評価を行っている。椎体椎間板びらんは腸炎性関節炎の30.55％にみられ，コントロール群に比べて有意に高頻度であり，BASDAI，BASFI(Bath Ankylosing Spondylitis Functional Index)，BASMI(Bath Ankylosing Spondylitis Metrological Index)は有意に高かった。体軸型の関節炎症例では椎体椎間板びらんが高頻度であり，関節炎の期間と相関がみられている。

③膝関節所見

膝関節についてのMRIにおける調査報告は多くはないが，Emadらは関節炎症状のまったくない乾癬患者48例について報告している[18]。両膝関節に対して造影MRIを撮像したところ，90ヵ所に付着部の病変が確認されたと報告しており，軟部組織浮腫は52ヵ所，骨髄浮腫は20ヵ所，軟骨びらんは42ヵ所であり，いずれもコントロール群に比して有意に高頻度であった。

また，膝関節滑膜の付着部炎性変化はRAより早期に出現するともいわれている[19]。SpA患者のMRIでは膝関節の腱・靱帯付着部に骨髄浮腫が10例中6例で確認されたが，RA患者では10例中1例も確認できなかったと報告している。

④肩関節所見

SpAに対する医療関係者の注目度が低く，日本ではSpA症例における肩関節の画像所見の報告はほとんどみられない。SpAでは，通常のX線所見あるいは理学所見で圧痛以外に顕著な所見がない肩痛症例でも，MRIにより病状が明らかになることがある。SpAの診断も含め，診療内容を向上させるためにも肩関節などMRI検査を施行することが勧められる。

肩痛のあるAS患者はHillによって最初の報告がなされている[20]。症例は22歳の男性で，高校時代はサッカー選手であった。次のような経過が述べられている。7年前の15歳時に右肩痛が出現し，以後続いている。外傷の既往はなく，診察した医師は腱炎(tendinitis)と診断した。NSAIDsなどで症状は軽快していたが，その頃から，間欠的に両側虹彩炎を起こした。また，徐々に肩関節可動域の減少が出現した。背部痛はなかった。また，別の医師は関節可動域の減少，三角筋，棘上筋，棘下筋の萎縮を指摘した。胸郭拡張テストは2.5cm，ショーバーテストは3cmであった。赤沈は48mm/時，HLA-B27は陽性であった。X線所見では両仙腸関節の癒合がみられた。右肩関節では関節裂隙の狭小化，肩鎖関節のびらん，上腕骨頭の上方

移動がみられた。

　LambertらはASにおける肩関節のMRI所見を発表している[21]。コントロール群と比べて，有意に高頻度であったのは肩鎖関節の関節症変化(94.1%)，上腕骨頭大結節のびらん(64.7%)，および，上腕骨頭大結節のびらんと骨髄浮腫(58.8%)，肩関節付着部のいずれかにみられる骨髄浮腫(70.6%)，そして肩鎖関節の骨髄浮腫(47.1%)が報告されている。

　当科で調査した症例を示す。調査対象は34例(男性10例，女性24例)である。平均均年齢58歳(31歳～89歳)，平均罹病期間14年11ヵ月(7ヵ月～55年1ヵ月)，病型分類はAS 19例，uSpA 13例，乾癬性関節炎(PsA：psoriatic arthritis)1例，掌蹠膿疱症性骨関節炎1例であり，肩関節の外傷既往歴のある症例はなかった。

　肩関節MRIの異常所見について述べる。図3.3に肩関節の解剖図を示してある。肩痛合併症例，肩関節MRI異常所見について分布を示した。34例中，腱板21例(61.8%)，肩鎖関節20例(58.8%)，液体貯留27例(79.4%)，上腕骨頭17例(50.0%)，肩甲骨骨髄浮腫など5例(14.7%)，造影にて滑膜増生が確認された症例6例(17.6%)，その他の各種異常33例(97.1%)であった。

　MRIでみられた腱板所見の異常に関する分布を図3.4(a)に示した。腱板の浮腫像13例(38.2%)，全層断裂4例(11.8%)，損傷3例(8.8%)，変性1例(2.9%)であった。所見が明確でない症例は13例(38.2%)であった。

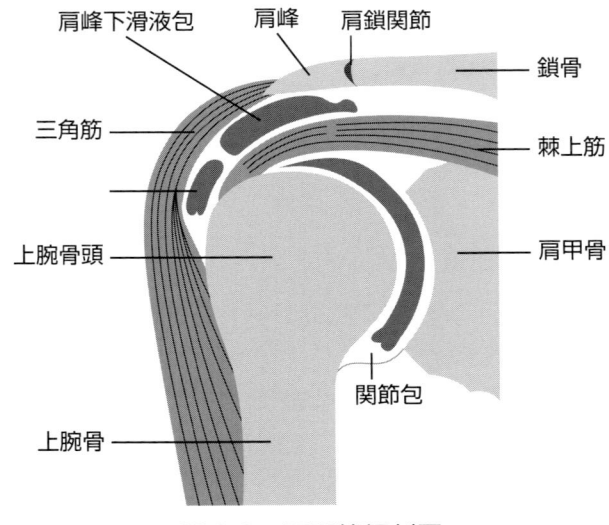

図3.3　肩関節解剖図

図3.4(b)は棘上筋の異常所見を示した。棘上筋の浮腫は13例(38.2％)にみられ，比較的多い所見であった。その他，全層断裂4例(11.8％)，棘上筋消失1例(2.9％)，遠位部の変性3例(8.8％)，棘上筋遠位部の滑膜増生1例(2.9％)，筋萎縮および瘢痕組織化1例(2.9％)であった。11例(32.4％)には有意な所見はなかった。

肩鎖関節(**図3.4(c)**)は浮腫像15例(44.1％)，高度浮腫1例(2.9％)，軽度浮腫4例(11.8％)であり，14例(41.2％)には有意な所見はなかった。肩関節液と液体貯留の状況をみると(**図3.4(d)**)，上腕二頭筋長頭腱周囲2例(5.9％)，関節液の顕著な貯留13例(38.2％)，肩峰下滑液包に液体貯留がみられたのは12例(35.2％)であり，7例(20.6％)には所見はなかった。

上腕骨頭の状況については(**図3.4(e)**)，軟骨下浮腫2例(5.9％)，高度の骨髄浮腫1例(2.9％)，骨髄浮腫10例(29.4％)，軽度浮腫3例(8.8％)，軟骨下の骨嚢腫1例(2.9％)，17例(50.0％)には有意な所見はなかった。

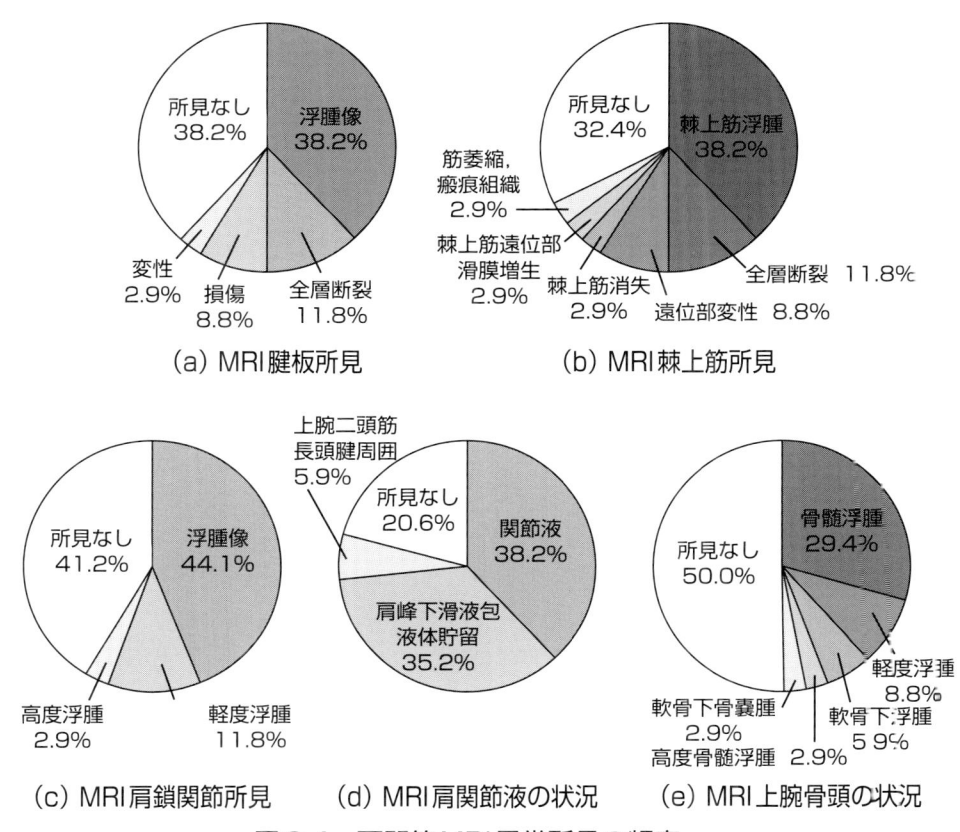

(a) MRI腱板所見

(b) MRI棘上筋所見

(c) MRI肩鎖関節所見　(d) MRI肩関節液の状況　(e) MRI上腕骨頭の状況

図3.4　肩関節MRI異常所見の頻度

その他，肩峰下滑液包の肥厚は1例(2.9％)，肩峰下滑液包液体貯留が9例(26.5％)，肩峰下滑液包滑膜増生が1例(2.9％)にみられた。

症例3.1
- **患者**：56歳，男性，運転手。
- **既往歴**：特記すべきことなし。
- **家族歴**：特記すべきことなし。
- **現病歴**：X－25年(27歳時)に腰痛が出現し，最近まで続いていた。X年3月腰痛が増強，近医を受診した。同年8月中旬，右膝関節痛が出現し，その後，膝痛，肘痛が出現し，歩行も困難であった。再び近医を受診し，RAと腰部脊柱管狭窄症との診断で加療を受けた。X＋4年9月，当科を紹介され受診した。

　理学所見では多発性付着部炎(polyenthesitis)が高度であり，X線所見では仙腸関節炎が顕著であり，ASと診断。また，左肩関節が高度のためMRI検査を施行した。

　左肩MRI所見では脂肪抑制法で腱板を構成する棘上筋，肩甲下筋などの腱に信号上昇がみられ，上腕二頭筋長頭腱周囲に液体貯留が認められた。また，肩鎖関節にも骨髄浮腫，皮質下骨嚢胞の形成と周囲の軟部組織の腫脹を伴っていた(図3.5)。

(3) PET

近年，画像診断はあらゆる疾患について検討される時代となった。

一方，小さな腫瘍組織に対して威力を発揮するFDG／PETも多発性付着部炎に対して有効な診断の手段となる可能性をもっている。Taniguchiらは胸椎環軸関節，腰椎棘突起，胸鎖関節，肩胛骨，大転子部，恥骨結合，坐骨結節，膝関節内側側副靭帯，膝関節十字靭帯付着部，足趾屈筋腱などにFDGの集積を認めたと報告している[22]。

(4) 超音波

超音波で顕著な付着部炎の所見が認められた症例を示す。この症例は高度の膝関節靭帯付着部炎のため伸展拘縮をきたしたuSpAの小児症例である[23]。

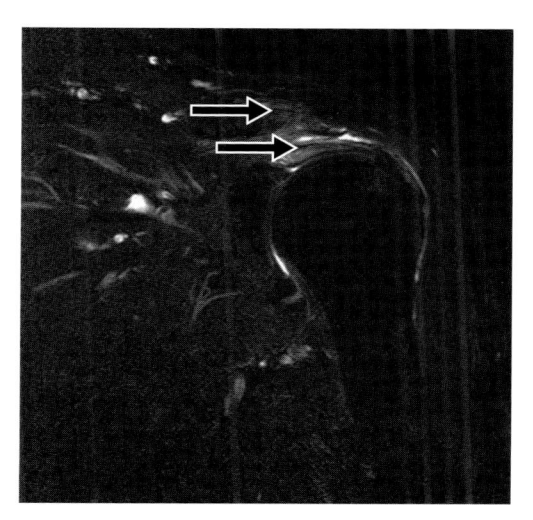

図3.5　左肩MRI
脂肪抑制法で肩鎖関節、腱板に骨髄浮腫が認められる。

症例3.2

- **患者**：9歳，男児，小学生。
- **主訴**：全身広範囲疼痛。
- **既往歴**：特記すべきことなし。
- **家族歴**：母がAS。
- **生活背景**：3人兄弟，第2子。体重24kg，体温37.6度，地元の野球クラブに所属しセンターを守っていた。空手道場，スイミングクラブ，合唱団にも所属していた。
- **現病歴**：X年9月6日，野球クラブの合宿から帰った頃から，四肢のだるさ，悪寒が出現した。当院小児科を受診するも四肢痛以外に，咽喉頭，胸部背部所見は正常，四肢に微細な紅斑が認められたが，2日後には紅斑は消失。悪寒，発熱，全身痛，腰背部のこわばり感が出現し，夜間に疼痛が高度となった。9月8日の検査所見ではCRP 0.42mg/dL，白血球 11,100/μL。

　その後，近医を受診した後，N病院小児科を紹介された。同院にて頭部，筋肉，脊髄のMRI検査を受けるも異常はなかった。線維筋痛症（FM：fibromyalgia）を疑われ，フルボキサミン（ルボックス®）などの投与を受けたが症状は改善せず，11月4日当科を紹介された。

当科初診時，歩行は可能であったが，顕著な跛行がみられた。
- **理学所見**：両アキレス腱，両膝蓋靱帯，脊椎棘突起，仙腸関節などMEIのすべての部位に高度の圧痛が認められた。両側膝蓋骨付着部にも圧痛を認めたがOsgood-Schlatter病は否定的であった。特に両足関節，および，両膝蓋靱帯の腫脹が顕著であり，両膝関節は完全伸展位の状態で，強制屈曲では高度の疼痛が出現し，屈曲はまったく不能であった。
- **X線所見**：仙腸関節には顕著な所見はなかった。
- **血液・尿検査所見**：白血球 8,700/μL，赤沈 5mm/時，CRP 0.01mg/dLなど，異常を認めなかった。
- **以後の経過**：X年11月4日初診，同日，プレドニゾロン10mg/日を開始した。11月10日再診時には疼痛の軽度改善がみられたが，両膝蓋靱帯部分の腫脹は顕著であった。膝関節の伸展位保持板をつけた車いすを処方した。X+1年1月19日，両膝蓋靱帯の超音波検査を施行し，両膝蓋靱帯脛骨付着部にcystic echo areaが認められた。4月10日，両膝装具をつけて歩行した。入浴時，両膝関節の関節可動域（ROM：range of motion）訓練を指導した。4月27日，サラゾスルファピリジン（アザルフィジン®EN）250mg/日投与を開始した。5月には両膝関節の自動屈曲は30度まで可能となり，装具なしの歩行ができた。7月14日，両膝関節屈曲は80度可能となり，9月には通学が可能となった。X+2年2月には走ることも可能となった。その後，症状の再燃はなく，学校生活も通常どおり送っている。

経過中に検査した超音波所見では，左膝縦方向，右膝縦方向，右膝横方向で膝蓋靱帯付着部の低エコーが顕著にみられた（図3.6）。また，膝蓋靱帯付着部近傍の滑液包が腫脹し，cystic echoを示していた。

両膝関節伸展拘縮をきたす症例はきわめてまれと考えられるが，uSpA自体は小児でもみられることがあり，この疾患の存在を意識していれば診断は難しくない。従来，若年性特発性関節炎のカテゴリーに分類され，特に付着部炎型といわれている症例が考えられる。uSpAは日常臨床の場で，注意すべき疾患である。

近年，SpAの付着部には超音波検査がよく行われている。付着部炎に関する総説ではイタリアのFalsettiが詳細について述べている[24]。D'Agostinoの報告では，

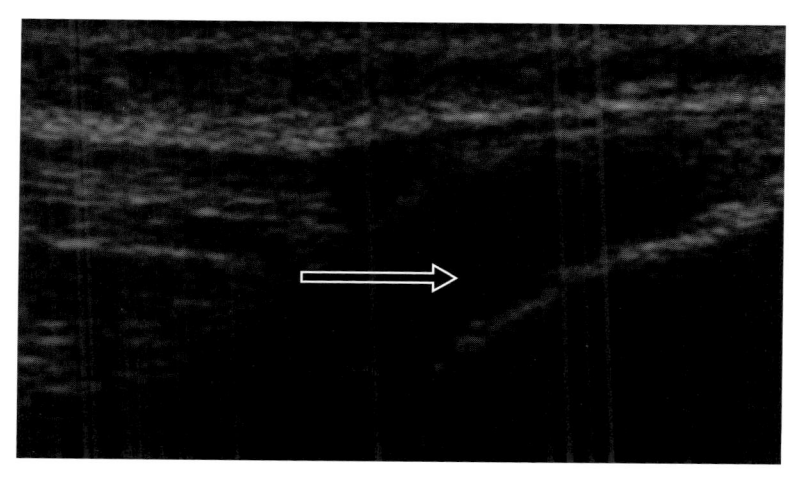

図3.6　超音波所見（右膝蓋靱帯，縦方向）
→は囊腫様の低エコー領域を示す。

パワードプラーを用いたSpA症例の調査結果で，最低1ヵ所以上の付着部に異常がみられたのは164例中161例（98％），エコーで異常が確認できた部位はアキレス腱が79％，足底筋膜は74％，膝蓋靱帯が59％であった[25]。

BalintらはSpA患者35例の膝蓋骨上極，下極，脛骨結節，踵骨上極，踵骨下極に対して付着部の超音波検査を行った。それらの部位に圧痛，あるいは腫脹など理学所見で異常がみられたのは22％と低かったが，超音波では56％に異常がみられた。また，超音波所見では付着部の19ヵ所に滑液包炎が認められた[26]。

本症例では膝関節付着部周囲のパワードプラーでは囊腫様低エコー領域が認められ，また，カラードプラーでも顕著な血流の増加が認められた。膝蓋靱帯付着部近傍に数個ある滑液包が腫脹したため，ganglion cystなどによくみられる囊腫様低エコー領域が確認されたと考えられる。

膝蓋靱帯の付着部炎はSpAで高度に出現することが知られている。また，膝蓋靱帯周囲には滑液包が多数存在し，靱帯の脛骨付着部には比較的大きな滑液包が存在する。膝蓋靱帯および，その付着部周囲の滑液包は解剖学的にも近い位置にあり，機能的にもつながりが深い。付着部器官説（"enthesis organ" concept）[27]にも関連することがわかる。

膝関節の伸展拘縮はきわめて顕著な状態であり，外力による強制屈曲はまったく不能であった。長期間のステロイド投与，および家庭における機能訓練により，徐々に伸展拘縮が改善された。

SpAはFMとの鑑別が問題となるが，本症例の場合，血液検査所見は基準値であったが，局所の身体所見はきわめて顕著であり，超音波による確認も十分可能であった．本症例の場合，FMは続発性に存在していたが，両膝関節の機能障害はFMの概念をはるかに超えており，機能障害というより器質的疾患の範疇にいれることが妥当と考える．今後，FMと診断された症例において，付着部炎などの検査が実施されることを期待したい．

　また，多発性付着部炎と診断できる症例はuSpAとほぼ同等に対処されるべきであり，理学所見のみならず，超音波検査，MRI検査により異常が確認されることが多い．

　多発性付着部炎に関する報告は日本では七川らが診断基準を示している[28]（**表1.1（3頁）**）。Heuft-Doreboschは13ヵ所の圧痛点の評価法（MASES：Maastricht Ankylosing Spondylitis Enthesitis Score）を発表し，MEI（**図1.1（3頁）**）などとの相関があることを報告している[29]。enthesis organの概念[30]は付着部における腱・靱帯・粘液包・関節包は各関節で連絡しあっており，関節の中と外で連動したメカニズムがある．SpAでは付着部において，炎症の前段階のメディエーターが働いている．線維軟骨は関節内のみならず，関節外にも働いており，SpAの滑膜炎にも重要な役割を演じている．McGonagleは多発性付着部炎について特にsynovio-entheseal complex（SEC）という概念を提唱し，SECは関節炎の主導的役割を演じている可能性があるという[31]。

4　臨床検査

　各種のリウマチ性疾患で陽性となることが多いリウマトイド因子は陰性のことが多い．しかし，陽性例も少数にみられる．また，抗CCP抗体陽性の症例もまれにみられる．MMP-3は異常高値を示すことが多く，疾患活動性の評価にも使うことができる[32]。

　従来，HLA-Bローカスの問題については数多く研究されており，報告も多い．欧米ではSpA症例ではHLA-B27陽性者の頻度が高く，病因を求める研究も根強い．

　一方，日本人の場合，HLA-B27陽性者は一般人口の0.5％以下といわれている[33]。筆者が外来患者に対して行った調査では306名のSpA症例のうち，HLA-B27陽性例は2例（0.6％）であった．本邦においてもSpAのHLA-B27の陽性率は欧米並みで

あるという意見もあり，地方による頻度差を考えなければならない。この問題を考える場合，考古学的立場からも国内における検討が必要に思われる。紀元前2万年前頃，日本列島は大陸から離れ，現在の大和民族が形成されたという。その後，西暦5～6世紀頃，朝鮮半島からの渡来人が西日本一帯に住み，稲作を伝えたというのが考古学の見解である。北九州，瀬戸内海沿岸，近畿地方には渡来人が住んでいた証拠が多数発見されている[34]。朝鮮民族のHLA-B27の頻度は3～6%といわれており[35]，非常に高頻度である。そのため，西日本から近畿地方にかけて，HLA-B27の頻度が高いのではないかと考えられる。

　筆者は，勤務する施設でSpA患者のHLA-Bローカスを調査し，コントロール群の結果と比較したが，B27陽性率では有意差がなかった。一方，B39，B51，B52，B61，B62は有意に陽性率が高かった[36]。

　隣国(地域)のデータとして，台湾のデータがある。uSpAに対しての調査で，63例のuSpAのうち，51例(81%)がHLA-B27陽性であった。この調査症例の中でぶどう膜炎は15例(24%)，付着部炎は23例(37%)であり，日本人の病型分類とはかなり異なる部分があることを認識しなければならない[37]。

第4章

脊椎関節炎の薬物療法と予後

1 薬物療法

(1)非ステロイド性抗炎症薬(NSAIDs)

　NSAIDsは脊椎関節炎の薬物療法の基礎となるものである。近年，鎮痛剤としての働き以上のことがわかってきた。syndesmophyte(靱帯棘)の増加を抑止するという調査報告がなされている。

　Wandersらは，常時投与群が111例，必要時投与群が104例，合計215例の強直性脊椎炎症例に対して2年間の調査を行った。評価はmSASSS(modified Stoke Ankylosing Spondylitis Spine Score)を用いた。常時投与群では2年間で0.4単位進行したが，必要時投与群では1.5単位進行していた($p = 0.002$)。2群の進行度をみると常時投与群では22%の進行がみられたが，必要時投与群では45%の靱帯棘の進行がみられた[1]。その数年後，同じ研究グループが追試を試み，150例(常時投与群76例，必要時投与群74例)で調査したところ，同様に常時投与群で靱帯棘の進行が遅かったと報告している[2]。

(2)抗リウマチ薬

　抗リウマチ薬ではサラゾスルファピリジン(アザルフィジン®EN)が従来から使われることが多かったが，疼痛，日常生活動作(ADL：activites of daily living)，付着部炎などに関する効果についてはエビデンスが十分でなく，発病初期で赤沈などが高値の患者に対して効果がみられるのみであるといわれている[3]。最近は生物学的製剤の登場により，評価は徐々に低くなっている[4]。

　筆者らは中程度の疾患活動性を有し，当科で1年以上にわたって投与可能であった症例に対して調査を行った。ただし，プレドニゾロン(プレドニン®)6mg/日以上を投与されている症例，あるいは生物学的製剤を投与されている症例は除外した。なお，高度の発疹が出現，あるいは白血球減少が著しい症例などは1年以内に中止されており，除外されている。

　脊椎関節炎(SpA：spondyloarthritis)に対するサラゾスルファピリジンによる治療について，当科で治療した症例を述べる。調査した症例数は25例で，男性8例，女性17例であった。平均年齢は51.1歳，平均罹病期間11.6年，平均投与期間は3.7年，病型別分類は強直性脊椎炎(AS：ankylosing spondylitis)13例，未分化型脊椎関節炎(uSpA：undifferentiated spondyloarthritis)12例，投与量(維持量)は250〜

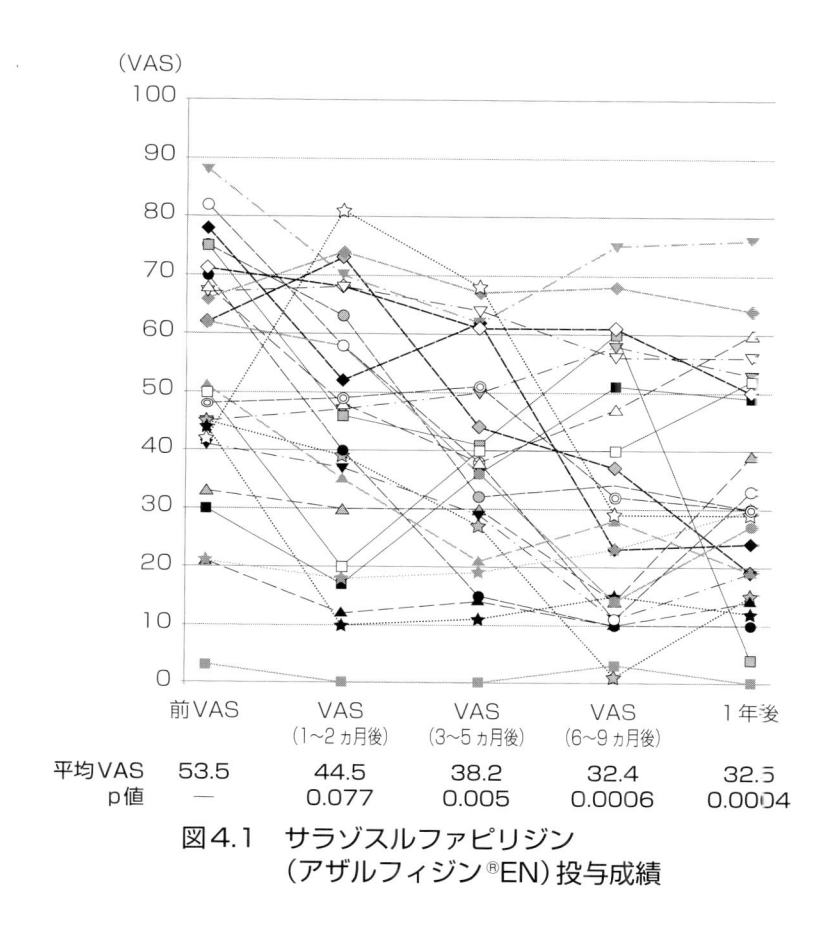

図4.1 サラゾスルファピリジン
(アザルフィジン®EN)投与成績

	前VAS	VAS(1~2ヵ月後)	VAS(3~5ヵ月後)	VAS(6~9ヵ月後)	1年後
平均VAS	53.5	44.5	38.2	32.4	32.5
p値	—	0.077	0.005	0.0006	0.0004

2,000mg/日であった。評価は疼痛VAS(visual analog scale, 以下VAS)を用いて行った。

サラゾスルファピリジンの各患者に対する治療結果を図4.1に示す。投与開始後3~5ヵ月の経過の後, 統計学的に有意なVASの改善がみられた。VASの改善傾向はその後1年以上にわたって有意な改善を示した。

(3)免疫抑制剤

従来, メトトレキサート(リウマトレックス®)は関節リウマチ(RA：rheumatoid arthritis)に対してはアンカードラッグとして, 評価が高く, 現在もその地位を保っているが, SpAに対しては, RAほど評価は高くはない。欧米では1990年代から投与されており, 効果が確認されていた[5]。しかし, 近年, 徐々に評価する声に小さくなっている。特に生物学的製剤投与時の併用において, 効果に疑問を呈する調査

が発表されている[6,7]。ヨーロッパリウマチ学会でもメトトレキサートに対するコメントは減少傾向である。しかし，効果がみられる症例もあることから，副作用の発現に注意して投与を継続することも1つの方法である。

(4)生物学的製剤

当科でも抗炎症薬，抗リウマチ薬，ステロイドなどの投与により，病勢の改善効果が十分でなかった症例に対して生物学的製剤の投与を行った。インフリキシマブ（レミケード®），エタネルセプト（エンブレル®），アダリムマブ（ヒュミラ®）については治療成績を示した。トシリズマブ（アクテムラ®）については症例を提示した。

SpAの成績評価にはBASDAI（Bath Ankylosing Spondylitis Disease Activity Index），BASFI（Bath Ankylosing Spondylitis Functional Index），BASMI（Bath Ankylosing Spondylitis Metrological Index）などが病状評価のセットとして使用されることが多いが，これらの項目に関して十分なデータがないので，VASを調査項目として採用した。VASの改善が「40％以上であった症例」を著効，「20％以上40％未満」を有効，「10％以上20％未満」をやや有効，「-10％以上10％未満」を不変，「-10％未満」を無効とした。評価は投与後のVASから最善の値を評価し，効果判定は3～6ヵ月の間に行った。また，3ヵ月未満で中止した症例は脱落例とした。

①インフリキシマブ（レミケード®）

本邦で最初に発売された生物学的製剤である。当初，RAに対してのみ保険適応されていたが，近年，ASに対しても投与が可能となった。

van der Heijdeらの二重盲検試験は357例に対して行われた。BASDAI，BASFI，BASMIなどの評価がなされた。投与後24週の評価では61.2％に改善が認められ，特に夜間痛が有意に改善したと報告されている。一方，付着部炎の指数であるMEI（Mander Enthesis Index，図1.1（3頁））には有意な改善がみられなかった[8]。

長期間の投与による免疫学的調査について，Plasenciaらが報告している。投与症例94例，平均投与期間6.99年の結果では抗インフリキシマブ抗体が25.5％に確認され，12％にインフュージョン・リアクションが認められた。その73％に抗インフリキシマブ抗体が陽性であった。また，この報告ではメトトレキサート投与症例ではインフリキシマブ抗体の陽性率が有意に低いという値が示されている[9]。

当科におけるインフリキシマブ投与症例は合計21例であり，投与効果の判定にはVASを使用した。

結果は著効4例，有効7例，やや有効2例，不変6例，無効0例，脱落など評価不能が2例であった。病型別にはAS 10例，uSpA 10例，クローン病性関節炎1例であった。投与量に関しては2009年まで最大投与量は200mgであったが，その後，増量している。効果の発現は比較的早期であった。しかし，長期間投与が可能となる症例は多くはなく，効果減弱が1年以内に訪れる症例も多い。

インフリキシマブ投与により顕著な改善がみられたuSpAの症例を示す。この症例は発病後，早期に左上肢，左下肢の障害が出現した。

症例4.1

- **患者**：女性，30歳，事務員。
- **主訴**：全身広範囲の疼痛。
- **既往歴**：特記すべきことなし。
- **家族歴**：特記すべきことなし。
- **現病歴**：X年8月から微熱が出現し，感冒様の症状が出現した。X＋1年3月，両手痛，両下肢痛が出現し，X＋3年には歩行が不能となった。左上肢，左下肢の屈曲障害が出現し，アロディニアもみられた。首都圏の施設で線維筋痛症（FM：fibromyalgia）と診断され，各種抗うつ剤および，ノイロトロピン®などの投与を受けていた。X＋4年7月，当科を初診した。
- **初診時の所見**：両距骨下関節，両アキレス腱，両膝蓋靱帯，両股関節，恥骨結合，両胸鎖関節，両鎖骨，両肩関節烏口突起，両仙腸関節，脊椎棘突起など多数の腱・靱帯付着部に顕著な圧痛を確認した。仙腸関節ではエリクセンテストが顕著であった。特に左アキレス腱は短縮をきたし，尖足位の状態である。また，左前腕から手指にかけても腱の拘縮をきたしていた。また，この部位の腱・靱帯付着部には顕著な圧痛がみられた。つねに電動車いすを使用し，ADLで自立していることは歯磨きと軽度の寝返りのみであった。
- **画像診断**：仙腸関節炎は両側1度と軽度であった。頸椎では第2／3，3／4間の椎間関節が狭小化をきたし，融合様であった。
- **肉眼所見**：多発性付着部炎(polyenthesitis)による症状が顕著であり，左手指の変形拘縮，左アキレス腱の拘縮は高度であり，徒手的に矯正はきわめて困難であった。ankylosing tarsitisの初期が推定される。uSpAが基礎にあると考えられ，廃用性萎縮，あるいは拘縮も混在している。

●経過：X＋4年8月，身体障害者1級が交付された。前医の施行したHLA検査ではB51が陽性であった。抗炎症薬，ガバペンチン（ガバペン®），プレドニゾロンを投与するも全身痛，左手指の拘縮，左尖足拘縮などは改善せず，入院によりリハビリテーションを施行した。しかし，改善が十分でないため，X＋6年11月よりインフリキシマブの投与を開始した。しかし，つねに仰臥位を取っており，食事も介助が必要であった。X＋6年12月から300mgに増量。4月から400mgに増量した。8月下旬から，体幹動作の顕著な改善がみられ，疼痛も軽減した。また，ベッドからの移動も可能となった。11月リハビリテーションのため入院した。立位が可能となり，歩行器歩行も可能となった。尖足に対しては補高用の靴型装具を装着した。X＋9年1月現在，5週間に1回インフリキシマブ400mgを投与している。また，疼痛に対してはフェンタニル貼付剤（デュロテップ®MT）も投与している。

②エタネルセプト（エンブレル®）

エタネルセプトは欧米ではSpAに対して最初に投与され，現在，評価の高い生物学的製剤の一つである。ASと非X線的軸性脊椎関節炎（nr-axial SpA：non-radiographic axial spondyloarthritis）に対して評価を行い，同様の効果が得られたという調査がある[10]。また，労働に関する調査も発表されている。労働についても非投与群に比して有益であったと報告している[11]。今回，紹介するエタネルセプト投与症例は21例である。著効5例，有効6例，やや有効1例，不変6例，無効例なし，評価不能3例であった。疾患の内訳はAS 8例，uSpA 10例，掌蹠膿疱症性骨関節炎（PAO：pustulotic arthro-osteitis）1例，乾癬性関節炎（PsA：psoriatic arthritis）1例，クローン病1例であった。エタネルセプトの効果が顕著であった症例を紹介する。この症例は投与開始から6年目に入ったところ効果が減弱し，スイッチングしている。

症例4.2

●患者：58歳，女性。
●主訴：背部痛。
●既往歴：掌蹠膿疱症。
●家族歴：長男がuSpA。

●**経過**：X年3月に右胸部痛が出現した。X＋1年に雪片付けの後，腰痛が出現した。同年9月，右殿部痛が出現し，さらに12月には両手掌に掌蹠膿疱症が出現した。以後，PAOとして加療を行った。

　X＋7年3月にはサラゾスルファピリジンの投与を開始した。X＋13年2月にはフレームコルセットを装着した。X＋17年10月には腰背部痛が増強し，プレドニゾロンの投与を開始した。胸椎椎間板のびらんが進行したため，12月メトトレキサートの投与を開始した。X＋20年10月，腰背部の疼痛が増強し，疼痛時は歩行がきわめて制限された。X＋21年5月15日からエタネルセプトの投与を開始した。投与開始後，腰背部のこわばり感は軽減し，歩行能力も容易となった。CRPなど炎症所見も改善した。X＋22年9月には日常ではVASは10％以下に改善した。その後も，BASDAIの低値が続いて効果がみられている。X＋27年にはエタネルセプトの効果減弱がみられたため，アダリムマブにスイッチングを行ったところ，効果がみられた。

　生物学的製剤を投与した場合，画像の変化はどのくらいであろうか，という問題は重要である。2005年にはエタネルセプトの投与成績が報告されている。ASあるいはuSpA，20例の6週間におけるMRIの評価では，脊椎・仙腸関節のSTIR，およびT$_1$／Gd-DTPAで有意な改善が得られていた[12]。

③アダリムマブ（ヒュミラ®）

　2013年現在，アダリムマブはSpAに対して国際的に最も多く投与され，調査報告も多い[13]。Maksymowychはアダリムマブ投与により，労働に与える影響を各種のパラメーターを使って調べており[14]，長期間の投与により，労働状況の改善が期待できる。

　当科ではアダリムマブを19例に投与し，その投与成績は著効例（VASの変化量：40以上）が3例（15.8％），有効例（20以上40未満）は5例（26.3％），やや有効例（10以上20未満）が4例（21.1％），不変例（－10以上10未満）が6例（31.6％），悪化例（－10未満）は1例（5.2％）であった（**図4.2**）。著効例を紹介する。疾患活動性も顕著に改善している。

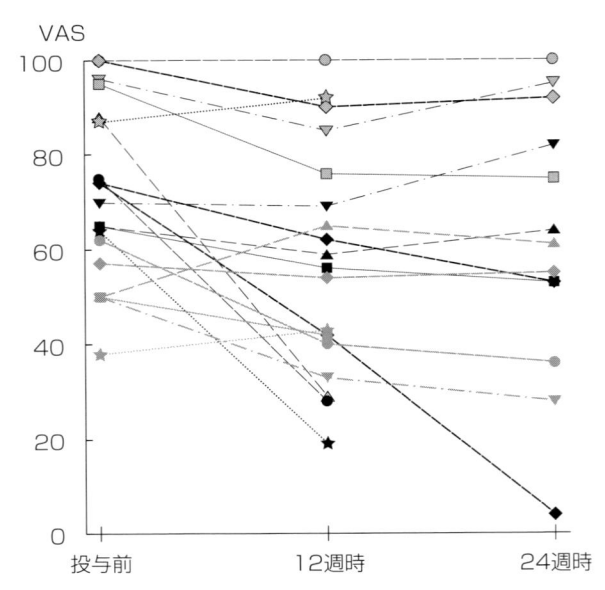

図4.2 アダリムマブ(ヒュミラ®)投与成績

症例4.3

- **患者**：30歳，女性，事務員。
- **既往歴**：特記すべきことなし。
- **家族歴**：特記すべきことなし。
- **経過**：X年6月，左下腿痛が出現し，その後，背部，腰殿部，両下腿，両踵部に疼痛が拡大した。同年7月，当科を初診した。当時，一本杖を使用して，ようやく歩行が可能な状態であった。また，手指の腫脹もみられた。左下腿にはアロディニアも認められた。11月，両アキレス腱エコー検査を施行したところ，腱付着部には低エコー領域が認められた。

X+1年5月，顔面・背部の痤瘡が顕著であり，痤瘡性関節炎も疑われた。仙腸関節のX線所見では，硬化像あるいはびらんは顕著でなかった。仙腸関節のMRIでは顕著なSTIR (short τ inversion recovery) による骨髄浮腫は認められなかった。

X+3年2月，エタネルセプトの投与を開始した。一時，疼痛の改善はみられたが，X+4年7月には疼痛の改善が思わしくないため，同年9月，エタネルセプトを中止し，アダリムマブの投与を開始した。アダリムマブ投与により，

疼痛状況は顕著に改善した。

X＋5年9月，突発性の高度疼痛を訴えるため，フェンタニル貼付薬を追加投与した。フェンタニル貼付薬を増量すると高度の嘔気が出現した。そのため，増量を望まなかったが，エタネルセプトの投与により，VASおよびBASDAIの改善が顕著にみられた。X＋6年1月，短距離の杖なし歩行が可能となった。この時点でVASは12となった。

④トシリズマブ（アクテムラ®）

トシリズマブは日本で最初に開発された抗IL-6抗体製剤である。RAにはよく使われているがSpAに対しても効果が期待される[15]。当科でのトシリズマブ投与症例を示す。

症例4.4
- ●患者：42歳，女性，看護師。
- ●既往歴：特記すべきことなし。
- ●家族歴：特記すべきことなし。
- ●経過：X年3月，右上肢の運動障害が出現した。その後，疼痛は全身に波及した。

10月，当科初診。四肢・体幹に多発性付着部炎が顕著であった。X線所見で仙腸関節炎は顕著ではなかった。10月30日，サラゾスルファピリジンを開始，11月23日からメトトレキサートを開始した。12月5日，インフリキシマブの投与を開始した。疼痛の改善は一時みられたが，肝機能検査値の上昇がみられたため中止した。X＋4年5月からトシリズマブの投与を開始した。トシリズマブの血中濃度が高い投与後2週目まで，BASDAIは相当な改善がみられ，その後も投与を継続した。

⑤アバタセプト（オレンシア®）

アバタセプトは2010年9月に国内での発売が始まった比較的新しい生物学的製剤である。CTLA-4に遺伝子工学的に合成されたCTLA4-Ig製剤といわれる薬剤で，炎症の上流に位置するT細胞の活性化を共刺激経路の遮断を介して阻害する薬剤である。効果の発現はやや遅い印象がもたれているが，生物学的製剤の中では比較的副作用が少なく，安全性が比較的高いと考えられている。RAのみならず，SpA

についてもTNFα阻害薬ナイーブ症例については効果が期待できる[16]といわれている。しかし，実臨床では著効例は多くはない。

⑥ゴリムマブ（シンポニー®）

ゴリムマブは欧米で2009年に発売され，わが国では2011年に承認された生物学的製剤である。TNFα阻害薬としては4剤目の生物学的製剤である。4週に1回の投与で済むため，TNFα阻害薬の中では投与方法が簡便である。投与量の変更が可能なのもこの製剤の大きな特徴の一つである。状態に応じて標準用量の倍量である1回100mgに増量も可能である。ヒト型抗体のため，中和抗体が産生されにくいとされ，メトトレキサートの併用は必須ではない。しかし，現在，わが国ではSpAに対しては保険適応されていない。

Braunらの二重盲検試験では脊椎病変の抑制があることがわかった。MRIで第2頸椎から仙椎まで23椎体の側面像をSTIRの陽性箇所をスコアリングして評価した。104週では脊椎病変の改善を認め，CRPおよびASDAS(Ankylosing Spondylitis Disease Activity Score)の改善も認めている[17]。

生物学的製剤は，日本国内では2013年7月現在，RAに対して7剤が承認されている。ASに対しては今のところ2剤のみである。欧米の薬剤市場の趨勢はRAから，SpAにシフトしているという情報がある。RA患者からSpA患者に薬剤の市場経済が目を向け始めたとも考えられる。

2　疼痛治療の薬物療法

本邦ではリウマチ性疾患の疼痛に関しては従来から，十分な対応がされてきたとはいいがたい。特にSpAの疼痛は高度であり，RAに比して高度の疼痛が出現する症例が存在することは意外に知られていない。ときには疼痛性ショックで，意識喪失をきたす症例も存在する。疼痛部位が広範囲であることも問題であり，疼痛部位の移動が起こること，また，疼痛強度の変動がみられることにも注意しなければならない。特にAS患者の70％は毎週何らかの疼痛発作(flare)を経験しているという報告もある[18]。

また，通常投与されるNSAIDsではまったく効果がみられない症例も存在し，オピオイドの投与が必要となる症例も多い。ステロイドの投与が奏功する場合が多いが，投与量が多くなることは副作用の問題に直結するので，投与量の増量は慎重に

行うことが望ましい。

(1)アセトアミノフェン

疼痛改善の機序はアラキドン酸カスケードのブロックではなく，中枢性といわれており，NSAIDsのような胃腸障害，腎障害はほとんどない。肝障害の問題は通常の投与量では発現しにくい。2011年1月，本邦でも成人投与量が1回1,000mg，最大4,000mg/日が承認された。NSAIDsは長い間，疼痛性疾患に対して投与されてきたが，近年，NSAIDsの腎障害，あるいは胃腸障害などの副作用が危惧されるようになり，アセトアミノフェンの再評価が高まっている。アセトアミノフェンの胃粘膜に対する影響は非常に少ない。小腸で吸収されるため，食後より食間の内服に，より効果が高いといわれている。

(2)弱オピオイド

これまでに述べたような薬物療法でも疼痛軽減が不十分な場合は，弱オピオイドのペンタゾシン(ペンタジン®)なども投与される。また，トラマドール(トラマール®)は習慣性の高いペンタゾシンに比べて使いやすいといわれている。薬物依存症について米国の調査では10万人の投与に対して，0.25人の発症率であるといわれ[19]，相当低率であることがわかる。

(3)強オピオイド

2010年1月から慢性疼痛に対して，合成麻薬であるデュロテップ®MTパッチ(フェンタニル貼付剤)が保険適用となった。強オピオイドのフェンタニルに依存性が少なく，使用が容易である。FMの単独発症の場合，激烈な疼痛を訴える症例は少ないが，ASなどSpAに続発した症例では強オピオイドなど，より強力な薬剤が必要となる症例もある。

SpAの疼痛はときとしてRAより高度であり，SpAの疼痛を軽減する方策をつねに考えていかなければならない。オピオイドの中でもフェンタニル貼付剤による治療症例の調査報告を示す。

症例は当科で通院加療中のSpA 23例に対して行った。いずれも高度疼痛症例である。調査時の投与量は最大投与量29.0mg，最小投与量2.1mg，平均投与量は8.02mgであった。治療成績について，投与前のVASは78.91であり，投与開始後，維持量

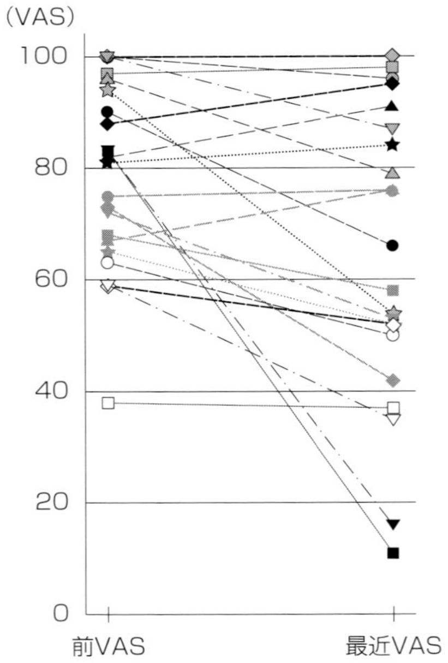

図4.3 フェンタニル(デュロテップ®MT)投与成績

平均VAS 前VAS 78.91 最近VAS 64.73
p値 — 0.0047

に達した時期のVASは64.73(p = 0.0047)であった(図4.3)。

副作用は,嘔気20例,眠気2例,浮遊感・めまい4例,便秘1例であった。

投与継続可能症例に対してはほぼ全例に有効であり,比較的安全に投与が可能であったが,高齢者の場合は各種の副作用の問題もあることから,慎重に投与する必要がある。

オピオイド投与について,やはり問題となるのは依存症である。疼痛治療に関しては依存症の発症はきわめて少ないといわれている。

通常,モルヒネは側坐核領域でのドパミンの著明な遊離を引き起こす。しかし,吉澤によれば炎症性疼痛では中枢辺縁ドパミン神経系の投射先である側坐核領域において,内因性κオピオイドであるダイノルフィン神経系の機能亢進が誘導され,これによりモルヒネによる側坐核領域でのドパミン遊離量が減少する可能性が示唆されているという[20]。

筆者は高度疼痛症例に対して強オピオイド鎮痛薬を投与し,その後,減量もしくは中止が可能となった症例を数例経験している。本邦において,今まで疼痛治療に

ついては十分に対応されてこなかった。薬物依存症の問題は今後も注意されるべきであり，投与対象者については注意深い検討が必要と考える。これからは疼痛治療に関して，オピオイド鎮痛薬を含めた治療が検討されるべきと考える。

3　予後

(1)機能的予後

Doranらの報告ではAS 311症例について，長期予測のため，後ろ向き調査を報告している[21]。BASRI(Bath AS Radiology Index)を用いたX線所見の評価については，男性であること，虹彩炎の合併，股関節罹患の3つが，X線所見の増悪をもたらし，また，脊椎X線所見も増悪させていた。BASFIを用いた機能的評価についてはX線所見で認められた部位の評価は増悪し，喫煙によっても増悪していた。

(2)生命的予後

この疾患に対する注目度が低いため，生命的予後については本邦ではほとんど調査されたことはない。生命的な予後に関連した調査報告を紹介する。

ノルウェーのBaklandらが1977年から治療していた症例677名について報告している[22]。標準化死亡比は男性1.63，女性1.38と男性が有意に高い。死因は循環器系が40％と最も高く，悪性新生物が26.8％，感染症が23.2％であった。さらに，寿命を短くする因子を分析したところ，「診断遅延」がオッズ比1.05，「CRFの上昇」が2.68，「働けない状態」が3.65，「抗炎症剤を使用しない」が4.35であった。循環器系の死亡率が高いのは合併症との関連も考えなければならない。大動脈弁閉鎖不全，あるいは三尖弁閉鎖不全などはSpAの病勢とは無関係に出現することが多い。また，心臓の伝導障害もときにみられる。房室ブロックなどの合併は日常診療で経験することがある。これらの合併症がSpAに関連があるという認識はいまだに十分ではない。

診断遅延に関してはHLA-B27陽性例と陰性例の比較では統計学的に有意に陰性例の診断遅延がある。予後の問題を考えるにあたっても早期診断を心がける必要がある。診断遅延については各種報告があるが，Gerdanらによれば33％が腰部椎間板ヘルニアと初期診断される頻度が高く，平均9.1年の遅延があったと報告されている[23]。

また，Poddubnyyらは整形外科，あるいはプライマリケア医からリウマチ科に紹介された慢性腰痛患者では，腰痛初発から9年未満では約50％が軸性脊椎関節炎（axial SpA：axial spondyloarthritis）であり，1年以内では67.3％がnr-axial SpAであったと報告している[24]。

第5章

ADL指導とリハビリテーション

SpA患者のADL（activities of daily living）の指標として，BASFI（Bath Ankylosing Spondylitis Functional Index，表1.3（19頁））があるが，その項目は日本人の生活を反映したものではなく，和式生活に関するADL障害についてはまったく評価項目がない。Khanの「強直性脊椎炎」[1]にも和式生活については当然ながら，記載されていない。これらをふまえ，本章では「強直性脊椎炎」の内容をもとに，そこに日本人の生活を付け加えている[1]。和式生活を送る際の問題点も合わせて解説した。

1　日常生活および就労上の注意点

　SpA患者であっても通常は労働が可能であるが，従事する職業には制限があることを意識させる必要がある。また，職場環境が患者にとって問題がないかどうか，柔軟に対処することを管理職に依頼することも必須である。特に就労時，ときどき姿勢を変えることが望まれる。長時間，同一姿勢での座位，あるいは，立位を続ける仕事の場合，休憩時間に背部のストレッチ運動が勧められる。このような対処法については管理職の理解が必要である。

　家庭生活では和式生活を送っている患者は多い。特に正座を主とした畳の生活は膝に負担がかかり，股関節，膝関節，足関節，足根関節に負担がかかる。負担の大きい部分は，膝では膝蓋腱とその付着部，膝窩靱帯，内外側側副靱帯である。盆，正月など来客の多い季節は特に主婦に負担がかかる。台所で食器洗いの姿勢が苦痛であると訴える主婦も多い。食器洗いをやめて，包丁で食材を切る状況になると腰背部痛がおさまるという。背部の軽度屈曲の姿勢が影響していることがわかる。和式の宴会場では正座して酌をするなどの行為が連続すると膝関節の靱帯に影響が出る。足関節から足根部にかけては過屈曲の状態を余儀なくされる。そのため，宴会は座敷ではなくいすの宴会場を選ぶことが望まれる。炊事場での動作としては重い鍋の持ち運び，包丁使い，高い棚からの上げ下ろしなど肩関節，肘関節，手関節の炎症が増強することが多い。トイレ動作でも和式トイレにしゃがみ込むことは股関節，膝関節，足関節，足根関節に負担がかかる。洋式トイレのほうが好ましい。

　強直性脊椎炎（AS：ankylosing spondylitis）の患者で重度の脊椎変形がある場合は背部痛，変形，運動制限のため，家族生活に支障をきたすことがあるが，未分化型脊椎関節炎（uSpA：undifferentiated spondyloarthritis）では，変形が高度でない場合が多い。欧米ではASの脊椎症状の進行した症例が多く，身体活動に制限があ

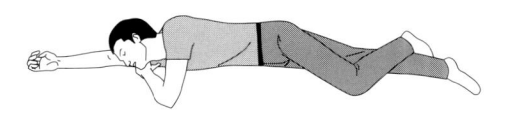

図5.1　昏睡体位

り，日常生活の補助となる道具が考案されている。日本ではこの疾患への認識が少ないため，義肢装具の関係者の今後を期待したいものである。いすや机，靴，靴下やストッキングなどの工夫が望まれる。

　ささいな外傷により，症状の増悪が起こることがある。運動器系で重要なことは転倒を避けることはきわめて重要な注意点である。滑り止めのついた靴を履くことや浴室・トイレの手すり，浴室用のいすが不可欠である。滑りやすい廊下や道路の移動は避けたいものである。夜間は足元の照明が欲しい。また，和式生活では畳の縁につまずいて転倒することがある。

　寝るときは硬めのベッドが大切で，股関節，脊柱の変形が起こらぬよう，仰向けに寝ることを心がけたいものである。腹部を下にしてうつ伏せになることも勧められる。うつ伏せが難しい場合は，救急医療において昏睡体位とよばれる，やや横向きの安定した体位で寝ることもよい（図5.1）[1]。下肢では膝関節の下に枕などを置いて寝ることが好まれるが，変形を防ぐために避けることが望ましい。

　炎症性背部痛のため，夜間は深夜，早朝に体幹のこわばり感，あるいは疼痛が出現する。就寝時，頸部症状が強い場合は，枕を使用しないほうがよい。日本人の場合，高い枕が好まれるが，高い枕は避け，顔面が水平になる程度の厚さのタオルや枕がよい。さらに，柔らかいマットレスは避け，ベッドが硬くなるよう，板（ベニヤ板）を，マットレスとベッドの間に入れるなどの工夫をする。また，横向きに寝ることはできるだけ短い時間にしたい[1]。膝窩靱帯など短縮すると膝が屈曲拘縮をきたすことがあり，膝窩部に枕を入れて寝ることは避けることが賢明である。

　起立しているときには立っている姿勢を意識することを勧めたい。背筋を伸ばし，前かがみにならないようにして，胸を張るようにすることを心がける。骨の変形がX線写真で確認されていなくてもこの状態を保つことが理想である。脊椎の椎間関節あるいは靱帯などの付着部炎が進行した症例では頸部あるいは体幹の垂直位の保持が難しいため，頸椎あるいは体幹のコルセットを装着する場合もある。AS患者用に考案されたAS体操（図5.2〜13）には多くのストレッチの方法があり，腰背筋の筋力訓練も有用である。

長時間座っている仕事に携わる人，たとえばコンピュータープログラマー，銀行員，また，学生などは背部痛あるいは腰痛が出現する前に立ったり，座ったりすることが望まれる。この動作によって，疼痛の増強が防がれる。座っているときもよい姿勢をとりたいものである。柔らかいソファー，あるいはいすに長時間座っていることもよくない。

休憩時間に数分間，腹臥位あるいは仰臥位をとり，体全体を水平にする姿勢を保つことは四肢・体幹をリラックスさせる効果がある。股関節，肩関節の靱帯の炎症のため，可動域が制限されたり，運動痛が出現することもある。動き始めが痛いことが多く，動いているうちに疼痛が軽減する。

職業選択の際に，医療職あるいは介護職を希望する患者もいる。この場合は身体介護が主になる部署は避ける方向で指導したいものである。作業自体が背中を丸めて行わざるを得ない場合は，転職が必要となることもある。つねによい姿勢が保持できるよう所属部署に相談することも望まれる。

また，長時間を要する仕事の場合は立位，座位を交互にとるように心がける。部屋の角で腕立て伏せをすることも勧められる（胸郭運動（図5.13））。

日常的に深呼吸や，脊椎をストレッチさせる体操は，脊椎の癒合を最小限にすることが期待できる。深呼吸は日に何度も行うように指導する。

SpAの日常生活への一般的な注意事項は，本邦ではこの疾患自体の認知度が低いので，理解が進んでいない。従来，行われてきた整形外科的疾患，たとえば，椎間板ヘルニアなどに対する日常生活指導では限界があり，SpAにふさわしい内容を指導する必要がある。

2　リハビリテーション

リハビリテーションの基本は，正しい姿勢で座ること，寝ること，歩くこと，そして，適切な職場環境で働くことによって，良い姿勢を保ち，胸郭の拡張を維持することができる。脊椎以外にも，股関節あるいは肩関節は罹患しやすい部位である。これらの関節に疼痛症状や運動制限が出現する前から注意していくことが求められる。

(1) なぜ運動療法が必要か

　SpAを治癒させる方法は現在のところ発見されていない。しかし，先進国の多くの患者はある程度コントロールされているとKhanは述べている[1]。欧米ではAS以前にuSpAの段階で早期診断されるようになり，効果的な治療がされることが多い。一般の人々でもSpAを知っており，対処方法が広まっていると考えうれる。わが国ではこの疾患群の有病率，病態が十分に知られていないため，医療関係者からも十分な対応がされてこなかった。

　しかし，欧米でも運動療法の必要性は患者に理解されているが，実際に運動療法を日常的に行うには，強い意志と動機付けが必須である。カナダのPassalent LAらは調査したAS患者のうち，週3回のウォーキングをした患者は35.0％，週3回のストレッチをした患者は32.8％であったと報告している[2]。エクササイズの有益性を理解している患者は多いが，疲れやすいなどの理由で行っていない患者が相当数みられると述べている。

　日常的な運動療法の有益性などを評価するスケール（EBBS：Exercise Benefits and Barriers Scale）を用いた評価では，BMI（body mass index）が高い症例では正常域の患者に比べて，BASDAI（Bath Ankylosing Spondylitis Disease Activity Index），BASFI，BASMI（Bath Ankylosing Spondylitis Metrological Index）が高くEBBSも有意に低かった[3]。

　疼痛緩和には一般にNSAIDsが投与される。NSAIDsの効果を診断基準に含めているものもあるが，その効果は個人差が著しい。症状の増強時のみに内服する程度で効果がある症例もあるが，効果がみられず，増量もしくは他の薬剤を追加せざるを得ない症例も多い。詳しくは第4章で述べたが，疼痛緩和のためにに医師も工夫せざるを得ない。

　疼痛のために運動が制限されている場合が多く，そのために脊椎あるいは関節の可動域が減少している場合が多くみられる。関節リウマチ（RA：rheumatoid arthritis）の骨破壊，あるいは関節変形とは異なり，四肢・体幹の多発性付着部炎が原因により，高度の変形を生ずる場合がある。手指の変形は，RAのようなスワンネック変形あるいはボタンホール変形とは異なり，手指の屈曲拘縮が非対称性にみられることがある。また，脊椎の変形は胸腰椎が湾曲した竹状脊椎（bamboo spine）が有名であるが，日本人では少ない。外見的には正常にみえることが多く，この点には十分な配慮が必要である。頸椎，あるいは胸腰椎の可動域を診察しては

じめて制限が確認できる。

　妊娠可能年齢の女性SpA患者では，妊娠・出産に関する障害が不安要素として存在するが，仙腸関節炎があっても出産には大きな問題はないといわれている。

　21世紀に入り，リウマチ学に大きな転機が訪れた。それは生物学的製剤の登場である。RAには画期的な効果を示しており，一時は夢の薬とまでいわれた。同様にSpAにも相当の効果が認められている。

　現在，SpA症例に対しても，投与後10年を超える症例が現れており，この薬剤の存在が診断学にも大きな影響を与えている。従来，NSAIDs，ステロイド，そしてサラゾスルファピリジンなど免疫調節剤が主流であった治療法が再評価され，NSAIDsの効果がみられない場合は生物学的製剤の投与が検討されるべき時代に入っている。

　ステロイドは発明されてから50年以上の長い歴史がある。当時，RAを治癒させる薬として脚光を浴びたが，その後，副作用の問題から，一時，使用がためらわれることが多かった。現在ではプレドニゾロン5～10mg/日の少量投与を行うこともある。この程度の投与量では重症の副作用の出現頻度は高くはないが，近年，高脂血症あるいは糖尿病などの副作用出現の危惧があることから，欧米における研究発表ではステロイドの内服は通常行われず，局所注射を勧める意見が多い。

　定期的に体を動かすことは脊椎あるいは関節の強直，あるいは拘縮を防ぐ効果がある。脊椎を伸展させる運動，あるいは呼吸運動（深く息を吸い込み，胸郭を広げる運動）は毎日数回行うことを勧めたい。さらに，背筋をまっすぐにして，つねに姿勢に気をつけながら歩行する習慣をつけたいものである。上体の前屈姿勢を長時間続けることは背筋に長時間のストレスをかけることになるので，そのような身体活動は避けることも肝要である。

　医療施設で行われる理学療法は，姿勢の問題，適当な運動療法を会得できるという面でも大切である。温水を用いた運動なども効果的である。

　疼痛性疾患全般にいえることだが，喫煙は疼痛を増強させるといわれている。RAでも喫煙との関連がみられるという調査報告があるが，SpAでも禁煙を勧める必要がある。筆者はリウマチ性疾患の患者に対して，禁煙によって，疼痛の3割程度は改善すると勧めている。SpAとの関連について近年，報告が相次いでいる。2年間の頸椎の進行度をmodified Stoke Ankylosing Spondylitis Spine Score（mSASSS）を用いて評価したところ，Odds比が2.75と喫煙群で悪化していたとい

う結果が報告されている[4]。

　発病後1〜2年の早期の軸性脊椎関節炎（axial SpA：axial spondyloarthritis）の患者647名を調査したところ，喫煙患者の51％が男性であった。BASDAI，BASFI，SF-36（MOS Short-Form 36-Item Health Survey）が有意に悪化しており，脊椎と仙腸関節のMRIでも炎症所見が顕著であった。仙腸関節のX線所見でも顕著な所見がみられた症例が多かった。また，労働できなかった日は有意に長かった[5]。喫煙にはさまざまな問題があるため，患者指導は欠かせない。

　就寝時の姿勢で大切なことは，頸椎が前屈したまま寝ていると前屈姿勢で強直あるいは拘縮をきたす可能性が大きくなる。理想的には顔面が水平になる程度に頸椎の前屈を防ぐように患者を指導する。低い枕あるいはタオルで調節して硬いマットレスに寝ることが理想である。

　SpAの患者にとって，水泳はよいスポーツである。クロール，平泳ぎなど，体幹は伸展位の姿勢をとり，肩関節・肘関節・股関節・膝関節など四肢関節の屈曲から伸展を行うことはよい運動である。水中でターンのとき以外は前屈の姿勢をとることがない。定期的な自分の日課に取り入れることがよい。

　一方，頸椎・胸椎・腰椎など脊椎の動きに制限のある患者はカイロプラクティックなどによる頸椎，胸腰椎への手技は好ましくない。筆者は患者の頸椎運動性を日常的に診察しているが，大まかにみて，半数以上は軽度から中等度の運動制限がある。また，診察の際，他動的な動きで疼痛を訴える。また，ASの患者の場合，軽微な外力で脊椎骨折をきたすことがある。ある程度，後弯が進んだ胸腰椎に対して，他動的な伸展力が加わると比較的軽微な外力であっても骨折することがある[3]。また，頸椎の運動性の制限があると，車の運転は難しくなる。特に，右折・左折時の

コラム　水中での運動が理想的

　水泳は体中のすべての筋肉を使う有酸素運動であることから，理想的な運動である。肺活量を増加させ，さらに温水プールでの運動は疼痛やこわばりを改善する。水中の衝撃の少ない運動，水泳あるいはエアロビクスは運動能力，あるいは，筋力の増強，可動域の拡大などに適している。クロールの姿勢はAS患者にはよい運動の一つと考えられている。しかし，頸椎強直がある患者にとっては，クロールで泳ぐことは難しい。

　プールが深い場合は，みてくれる人を依頼するとか，プールの淵で泳ぐなどの工夫がほしい。濡れたプールサイドで，滑って転倒しないことが大切である。潜水は避けるべきである。

安全確認，また，後進の際には後ろを振り向けないので，バックミラーに頼らざるを得ない状況になり危険である。特殊な広角鏡があると便利である[1]。

　一般に患者は運動の必要性を理解していても，実際に日常のプログラムに組み入れて実行できる患者は30％といわれている。長期的に治療を成功させるためには毎日の運動療法が重要であることを患者に認識させねばならない。運動療法によって，胸郭の広がり，脊椎の運動性を保持することが可能となる。また，疼痛についても緩和される可能性が大きい。軽いスポーツのつもりで毎日30分～1時間，週に5日は行ったほうがよいとされている[1]。

(2)運動療法の種類
①理学療法
　毎日の定期的な運動は大切であるが，朝はこわばりが強いので，運動しにくいことが多い。寒い朝などは入浴すると疼痛あるいはこわばりが改善することもある。運動する際は1日の中で体が最も調子がよい時間帯を選ぶことを心がける。四肢の関節を伸展して筋肉を増強すること，あるいは肩関節，股関節，膝関節の可動域を保つために，関節可動域訓練を行う。また，腰背部のストレッチ体操はこわばり感を改善し，腰背筋の筋力の維持を助ける。

　また，運動療法は脊椎の可動性および，患者の合併症にも注意を向ける必要がある。脊椎の可動性については，強直が始まっている場合には強い伸展力によって，脊椎骨折などの危険性がある。ささいな衝撃でも病状を悪化させることがあるので，注意が肝要である。リハビリテーション科では，呼吸器疾患，心臓病，代謝疾患，血液疾患なども含めて，個人にあった運動療法が計画される。

　毎日の運動療法を含めた包括的管理プログラムが個人に合わせて処方されれば理想的である。最善の管理プログラムにのっとって治療が行われても病状が進行することがあるが，日本人の場合は強直に陥る症例は少なく，管理プログラムは疼痛管理が主になってくる。

　背筋あるいは肩関節，肘関節，股関節の伸筋（大殿筋など），膝関節の大腿四頭筋などの筋力増強訓練は日常的に行いたいものである。罹患関節の伸展運動は毎日規則正しく行うとよい。四肢の可動域訓練は関節の拘縮あるいは強直を防ぎ，筋力低下を予防する有力な方法である。このような訓練は水中でも可能であるので，水中訓練を取り入れることは理にかなっている。

治療体操

基本はストレッチ体操である。椎間板ヘルニアなどの腰椎体操とは逆の部分があるので、注意する。それぞれの動作を20回1セットとして繰り返すことが理想である（図5.2～13）。また、運動量の調節は翌日午前中の疼痛と疲労感で判断する。症例によっては運動療法を行った日の夜間に疼痛のため就寝できないという訴えもある。疼痛を増強させる動作は避けることも検討する。

翌朝、疼痛や疲労感が多ければ前日の運動量が多すぎたことが考えられるので、長期間続けられるよう、種類を変えたり、運動量を減らすなどの調節を行う。

治療体操の中で、胸郭運動についてのみ説明する（図5.13）。部屋の角を利用して、別々の壁に手を置いて、横に腕立て伏せをする動作をする。脊椎を伸展させ、胸郭を拡張する動作を行うことができる。この際、踵部を床につけて、頭部から頸椎、胸椎を伸展させ、膝を十分に伸ばしながら角に向かって前方に傾くよう肘を曲げる。この動作のときには深く吸いながら（胸郭を広げる動作）、10数える。次に垂直の位置に戻りながら息を吐き出す。この動作を20回繰り返す。

②作業療法

ヨーロッパ諸国ではSpA患者に対して、運動用のボールを用いて、運動講座が開かれている。本邦ではSpAの認知度が低いため、作業療法は十分に行われていない。

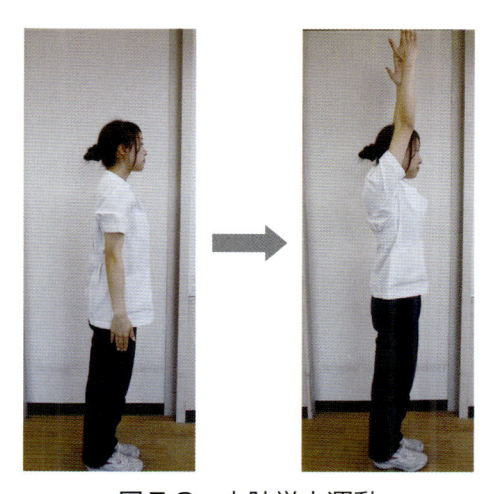

図5.2　上肢挙上運動
リラックスして、気をつけの姿勢をとる。ついで、両手を伸ばして上方にあげる。肩関節の伸展動作を行う。

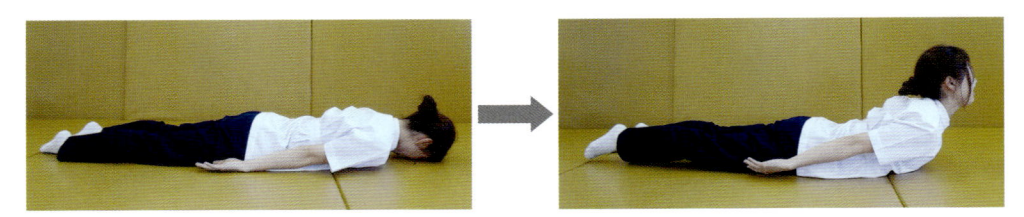

図5.3　腹臥位ストレッチ

腹臥位で，両腕を側方に延ばし，頭部，背部を反らして伸展させる。この状態を5秒ほど保ち，その後，力を抜いて伸展位をやめる。この動作を20回繰り返す。

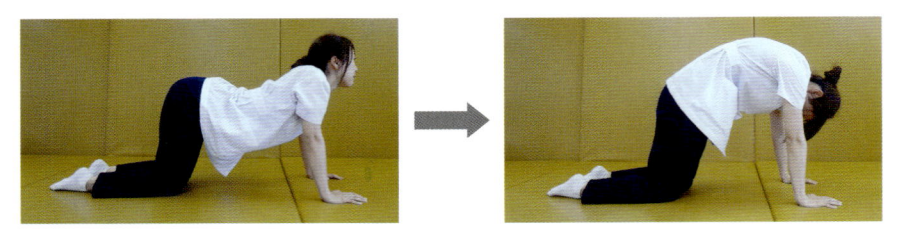

図5.4　猫らくだ運動

背部を反らす動作の後，背中を丸くする（猫のような姿勢の後，らくだのように丸くする）。

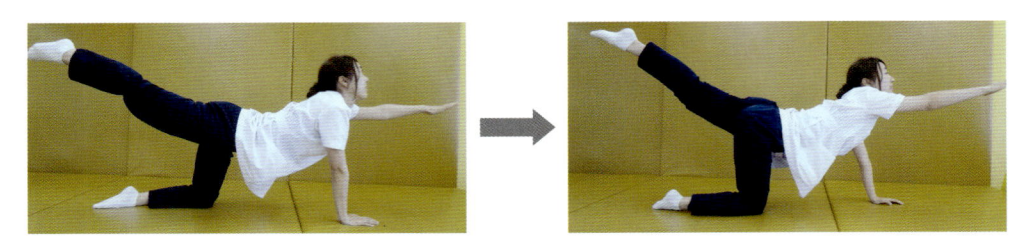

図5.5　上肢下肢ストレッチ

四つん這いの姿勢から左腕と右脚を伸ばす。次にその逆に，右腕と左脚を伸ばす。この動作を繰り返す。

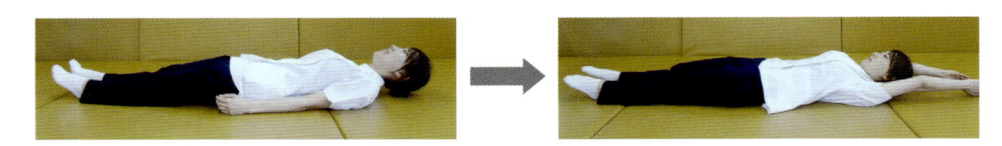

図5.6　背臥位ストレッチ

仰臥位の状態から両上肢と両下肢を伸展。この動作を繰り返す。

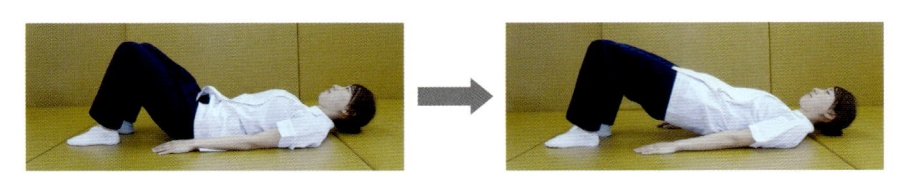

図5.7　ヒップアップ

膝を曲げた仰臥位の姿勢から殿部を持ち上げる。これを繰り返す。

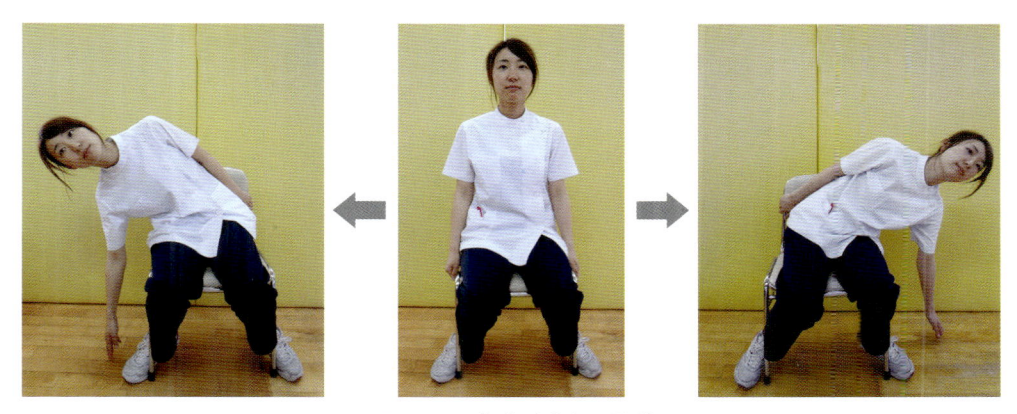

図5.8 上半身側屈運動
いすに座り，右に上半身を傾ける。次に左に上半身を傾ける。

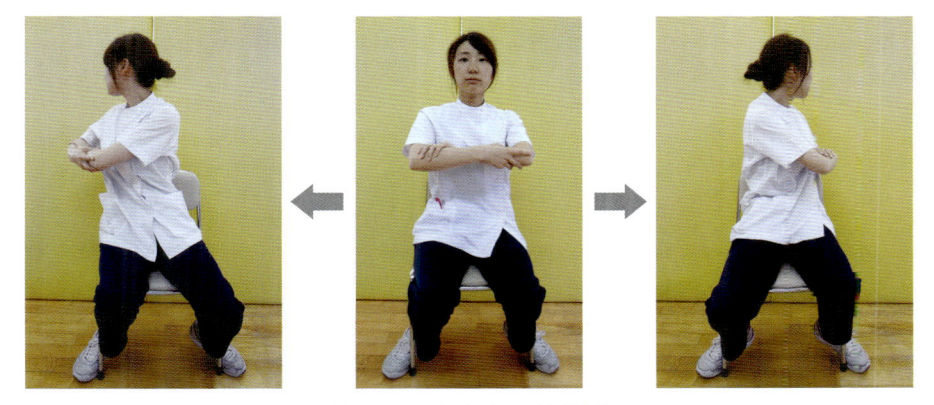

図5.9 上半身回旋運動
いすに座って，腕を組む。まず，上半身を右側に回転する。次に左側に回転する。これを繰り返す。

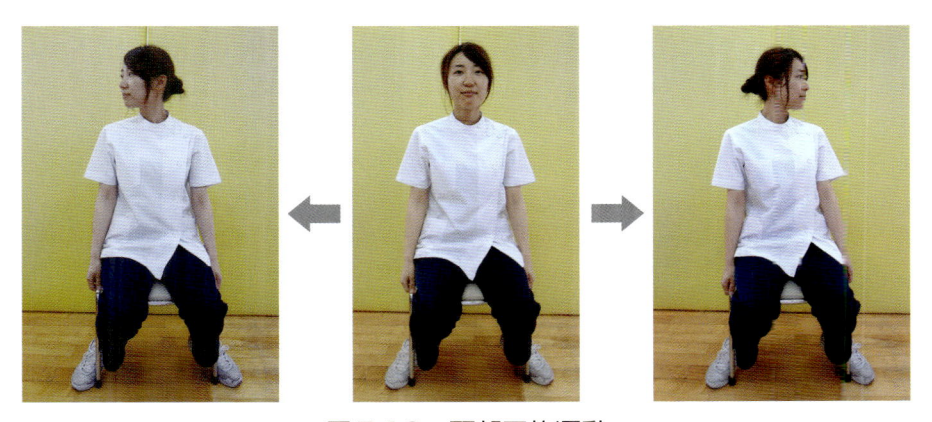

図5.10 頸部回旋運動
いすに座り，上半身はその位置を保ち，首だけ動かす。右に回旋，左に回旋を行う。これを繰り返す。

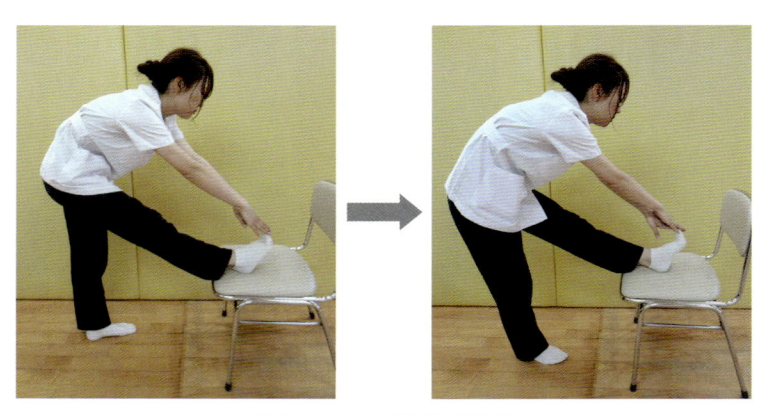

図5.11　下肢伸展運動

右足部をいすに乗せて，右下肢を伸展させる。次に，左下肢を同様にいすに乗せて，左下肢を伸展させる。これを繰り返す。

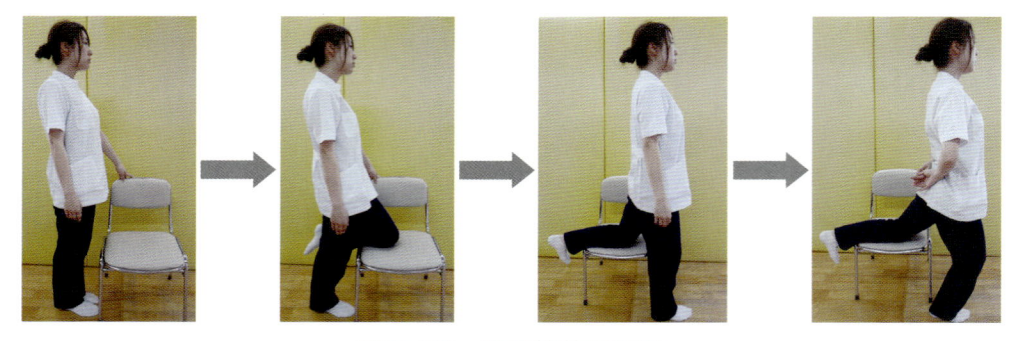

図5.12　股関節伸展運動

まず，左手にいすの背を持ち，次に，左膝をいすに乗せ，左膝にわずか体重をかけて，前方に動く。前方に動いた後，左股関節を過伸展させるようにストレッチする。腰に手を組んでもよい。逆に向きをかえて，右股関節を過伸展させる運動を行う。

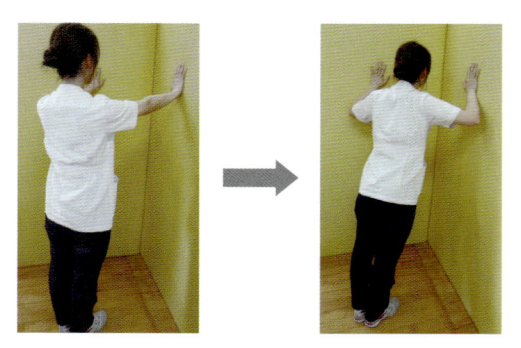

図5.13　胸郭拡張運動

部屋の壁の角を利用する。両手を角の壁について上半身を壁に近づけると同時に息を深く吸い込む。次に垂直に戻りながら息を吐く。これを繰り返す。

一般に作業療法というのは主として上肢の機能回復を目的としたものであるが，ASをはじめ，各種のSpAは脊椎あるいは下肢の機能訓練に比重がおかれており，上肢，特に手指の機能障害，あるいは変形は日常診療で遭遇することが多いが，十分な配慮が払われていないのが現状である。

　頻度の高い症状は，手指のこわばり，手指の浮腫のため，屈曲が十分にできない，あるいはそれぞれの指が屈曲拘縮をきたしているなどの症状である。これらのX線所見をみても乾癬性関節炎以外では，通常，各関節のびらん，強直などはみられない。

(3)スポーツ・娯楽活動

　よい姿勢をとるスポーツや背部を伸展する運動・体軸を回転させる運動は好ましいものと考えてよい。ウォーキング，バドミントン，弓道，水泳などは好ましいスポーツといえる。また，バスケットボール，バレーボールなども体幹を伸展させることが多いので，適切なスポーツである。しかし，競技者同士の衝突などは病状が進行した患者には好ましいことではない。また，バスケットボールなどの接触する可能性のあるスポーツは患者用に工夫されたルールが作られることが望まれる。本邦ではこの疾患自体の認知度が低いので，現在，競技指導者の理解が十分とはいいがたい。

　頸椎に障害が出現している患者には激しい運動は禁忌である。特に，わずかな頸椎への刺激でも症状が増強することがある。胸椎を長時間にわたって曲げていなければならないスポーツも避けたいものである。長距離のサイクリング，ゴルフ，ボーリングは好ましいものではない。いずれも胸腰椎の前屈を長時間続ける必要があるので，避けたいスポーツである。ゴルフではパットのとき，背中を丸めて行うので，ゴルフの後必ず腰背部痛が増強するという患者もいる。

　格闘技は身体接触が多く，外傷の危険性が高いので，すべて避ける必要がある。相撲，剣道，柔道，空手，レスリング，ボクシングなどは症状を悪化させる。ラグビー，サッカー，ホッケー，アメリカンフットボールなどの球技は身体接触が多いので，避けたい種目である。球技の中でもポジションによっては負担の大きいものがある。野球・ソフトボールでは，内野手・ピッチャー・キャッチャーは前屈姿勢も多く，外傷の危険性が高い。打者となった場合でも身体接触は避けられないので，避ける種目である。スピードスケート，スキーの滑降なども外傷の危険性が高い。

陸上競技ではジャンプがある競技は外傷の危険性が高い．太極拳，ダンス，エアロビクスは好ましいスポーツと考えられるが，頚椎に負担がかかる動作は避けたいものである．

(4)車の運転

現代はモータリゼーションの社会であり，首都圏など大都市を除いて，車なしでは行動が困難になった．頚椎の運動性が制限されている患者にとっては車の運転はかなり困難を伴う．一番の問題は車の後方を見るために頚椎を回旋させることである．この回旋動作に制限があり，後方を自分で目視することができない．バックミラーを使いながら慎重に後進させるという話をよく聞く．しかし，狭い駐車場へ後進させることは相当困難である．

また，急激な減速あるいは停止によって，頚椎に負担がかかり，項背部痛が増強する症例は多い．特にむち打ち損傷の場合は受けた外力が軽微であっても頚椎にかかる負担は健常人とは比較にならないほど顕著であり，頚椎症状の増悪の原因となる．

頚椎から胸椎の保護にはシートベルトあるいはヘッドレストが有効である．ASで強直となった頚椎は通常の場合より外傷に対して脆弱であることを認識せねばならない．また，強直に至らなくても頚椎の可動域，すなわち，後屈，側屈，回旋の制限がみられることが多い．外見上，まったく障害がないようにみえる頚椎でも，診察によって，高度の可動域制限が認められ，診察の際に疼痛を訴える患者も相当数みられる．診療に携わる医師はつねに患者の頚椎の状況を評価しておくべきである．患者の乗車する車のヘッドレストの上部は頭頂部と同等の高さとして，後頭部に可能な限り，接近させるように調整する．

身体障害者用の駐車場は，下肢の障害がある場合で，遠方まで歩行できない患者にとっては必要性が高い．背部痛あるいはこわばり感が高度な場合は長距離運転が難しい．運転が長距離にわたる場合は，ときどき降車して，背部のストレッチ体操，あるいは数分，歩行をするとよい．SpA患者はつねに外傷を避ける注意を払う必要がある．特に転倒は局所に対する衝撃力が問題となる．

(5)装具療法

　欧米では進行したASの患者のために各種の自助具が考案されている。一方，本邦では竹状脊椎の患者数は少ないため，そのような装具は一般に普及してはいない。今まで，他の疾患に対して使われてきた装具あるいは自助具を利用し，それに工夫を加える必要がある。歩行に困難を生じる場合は杖，松葉杖，ロフストランドクラッチ，靴下を履くための自助具など，関節症やRAに対して処方された装具をさらにSpA用に改良する必要がある。歩行時の杖，仕事のいすや机，靴，そして，靴下や靴を履くときに使う道具などはSpA患者に適合するための配慮が必要である。

3　外傷との関係

　ASは外傷によって発病することがある。Jacobyら[7]は外傷を契機として発病した症例を呈示して，法医学的な問題としても重要であると結論付けている。また，ASで加療中であれば，交通事故でむち打ち損傷をうけて症状が増悪したという判断が可能であるが，診断名がない場合は患者にとっては疼痛症状が増悪するのみではなく，精神的にも負担となる。むち打ち損傷によりSpA症状が増悪した症例を提示する。

症例5.1

- **患者**：45歳，女性。
- **現病歴**：原因不明の腰痛が30代から出現し，40代前半から全身広範囲の疼痛が出現した。整形外科など数ヵ所の病院を受診し，その年の秋，当科を初診した。初診時には，両手関節，両肘関節，両肩関節，両膝関節，両足関節，そして，腰背部などの疼痛を訴えていた。理学所見では四肢・体幹の付着部の圧痛が顕著で，X線所見では仙腸関節は改正ニューヨーク診断基準では両側グレード2であった。当時，ジクロフェナク（ボルタレン®），サラゾスルファピリジン（アザルフィジン®EN）などの薬物療法を行っていた。通院時の疼痛状況は疼痛VAS（visual analog scale，以下VAS）が10から40程度であった。しかし，数年して乗用車の追突事故にあった。

　事故直後当科を受診した。付着部炎が増強し，症状は項部背部，腰殿部，両肩，両上肢，両下肢など全身広範囲疼痛が増悪していた。また体幹のこわばり

感も増悪した。診察所見では頸椎の自動および他動運動の可動域制限が顕著であり，前後屈，側屈，回旋がほとんど不能であった。また，頸部筋肉には顕著な圧痛が認められたが，神経学的には異常はなかった。VASは100を示していた。疼痛治療のため入院。体幹痛は背部痛の他，胸部痛も出現した。胸鎖関節，胸肋関節の圧痛が顕著であったが，心電図異常などはみられなかった。

　薬物療法はプレドニゾロン，オピオイドなど，より強力な薬物療法を行った。理学療法など機能訓練も開始したが，疼痛増強のため，訓練は休む日が多かった。数週間後，ようやく改善傾向がみられたので退院した。

　この症例はむち打ち損傷により，頸椎にストレスがかかり，多発性付着部炎が増悪したと考えられる。ASは四肢・体幹の腱・靱帯付着部の炎症性疾患であり，その部位の脆弱性が考えられる。健常人では軽度の外傷ですむところが，この病気に罹患している場合，病状が増悪する可能性は高い。また，受傷部位以外にも疼痛症状が拡大する。これは頸部に対する力学的なストレスが生体防御系に対するストレスとなり，四肢・体幹広範囲に症状が波及するためであると考えられる。すなわち，外傷などのストレスが間脳下垂体副腎系の障害を引き起こすことは十分考えられる。ASでは間脳・下垂体系の障害があるという報告がされており[8]，抗TNFα抗体によりコルチゾールのレベルが改善したという報告もある[9]。

　前項で述べたように，一般に，ASの患者は外傷がなくとも機械的なストレスや激しいスポーツ，軽微な外力であっても脊椎を前屈するスポーツは避ける必要がある。事故でなくとも，車の急停車などによっても脊椎に外力が加わり，病状を悪化させる可能性があることから注意を要する。

付　録

乾癬性関節炎

近年，国際的に乾癬性関節炎(PsA：psoriatic arthritis)は非常に注目され，新たな分類基準なども提唱されており，脊椎関節炎(SpA：spondyloarthritis)の中では特徴的な関節罹患をきたすことから，付録として別に記すことにした．2012年6月の欧州リウマチ学会の抄録から主要なリウマチ性疾患の演題を拾い出して数えてみると，関節リウマチ(RA：rheumatoid arthritis)が800題超，SpAが約200題であるのに対し，PsAは63題であり，PsAのみのセッションが組まれている．

歴史的には19世紀後半に，フランス人医師が，乾癬患者の間にある種の関節炎が存在することを確認し，1964年に米国リウマチ学会でPsAは独自の関節炎と認定された[1]．

食生活が欧米化して日本人にも乾癬が多くなり，それに伴いPsAも増加していると考えられる．病因については不明の点が多く，欧米ではHLA-B27との関連が強くいわれているが，日本人ではその頻度は非常に低いため，HLA-B27に原因を求めることは難しい．筆者の経験したPsA症例ではHLA-B27陽性例は1例もなかった．欧米では，人口における乾癬の有病率が2～3%であり，全人口におけるPsAの有病率も0.25～0.5%にあるのではないかと推定する意見もある[1]．日本では同等の有病率を推定することは現在難しいが，食生活の変化とともに，PsAの有病率は増加する可能性がある．

なお，本付録は筆者が2011年「RA Trends」に報告した「乾癬性関節炎と関節リウマチ」に最新の知見を反映したうえで転載したものである[2]．

1 診断と分類

MollおよびWrightにより定義された分類基準[3]が30年以上にわたって使用されてきた．しかし，疾患に関して臨床医の理解が深まるに従い，問題点が指摘されるようになった．初期診断の際に手部あるいは足部の遠位関節型であった症例が，その後，脊椎炎型に移行することなどが数多く経験され，初期診断の型が数年後に当てはまらない症例の存在が無視できなくなってきた．近年，トロント大学のGladmanを中心に多国籍の研究グループ(GRAPPA：Group for Research and Assessment for Psoriasis and Psoriatic Arthritis)が大規模調査を行い，CASPAR基準(Classification Criteria for Psoriatic Arthritis)を発表した．現在，臨床の場ではCASPAR基準が使用されている(表6.1)．Coates らは早期のPsAに対する

1 診断と分類

表6.1 CASPAR基準

項目	点数
乾癬の状態	
現在乾癬　または	2 または
過去の病歴　または	1 または
家族歴	1
爪病変	1
指炎	
現在の指炎　または	1 または
リウマチ医によって証明された病歴	1
リウマトイド因子陰性	1
X線で傍関節骨新生	1
合計点	6

注：合計3点以上でPsAと分類される。
(浦野房三：乾癬性関節炎と関節リウマチ. RA Trends 2：10-12, 2011[2]より引用改変)

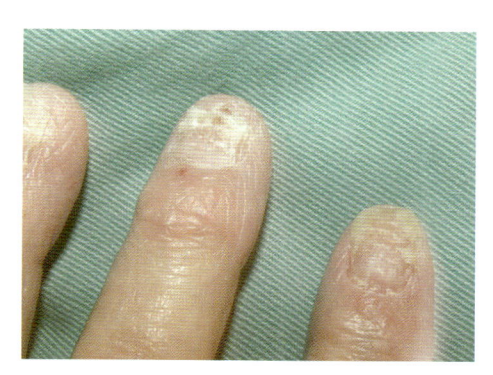

図6.1　爪乾癬

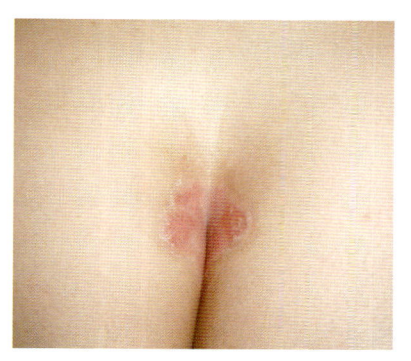

図6.2　殿裂の屈側乾癬

　CASPAR基準の感受性は，MollとWrightの基準より優れており，指炎，爪乾癬，家族歴などを評価することにより，皮疹のみられない症例の診断に有効であると報告している[4]。

　確かに，この分類基準は乾癬のない症例でも，家族歴あるいは既往歴などから診断が可能であり，皮膚病変として乾癬が明確でない場合，すなわち，乾癬性爪病変の存在を確認することによって診断できる(図6.1)。その他，診断の際には屈側部乾癬，滴状乾癬などは気づかれにくいことが多く，皮膚科専門医の判断が必要な症例も多い。特に屈側部乾癬では腋窩，鼠径部，殿裂などにみられるので，注意が必要である(図6.2)。

関節炎症状は，ときに両手部において対称的に出現することがあり，指全体がソーセージ様に腫脹する指炎はよくみられる（図6.3）。手部のX線所見をみるとPIP関節のみではなくDIP関節にも関節破壊が出現する。関節破壊像と骨増殖性変化が混在する。また，肉眼所見では紡錘形の関節腫脹ではなく，変形性関節症に近い腫脹にみえることが多い。まれではあるがムチランス型変化も出現し，オペラグラス様の状態をきたす。リウマチ専門医にとって，潜在性PsAの問題は解決しにくい点である。

　体幹では項部痛，背部痛，あるいは腰殿部痛が出現する。X線所見では強直性脊椎炎（AS：ankylosing spondylitis）の像は多くはないといわれているが，疼痛部のみならず，脊椎，仙腸関節の診察は重要であり，脊椎，仙腸関節のX線検査は必要に応じて行うことが勧められる。

　また，PsAは乾癬が軽症である患者にも発病することがあり，すべての乾癬患者にPsAの可能性がある。したがって，必要に応じて皮膚科医がリウマチ専門医に紹介する必要がある。逆に，PsAの可能性がある場合は乾癬の診断を確定するため，皮膚科医の意見を聞く必要がある。皮膚科医とリウマチ専門医がチームとして協力しあう必要がある。

2　治療

　治療方法はNSAIDs，ステロイド，サラゾスルファピリジン（アザルフィジン®），メトトレキサート（リウマトレックス®）などが使われる。ほとんどがRAの治療に似た薬物療法である。しかし，これらは症状を緩和することは可能であるが，関節破壊を防ぐという調査結果は現在のところ発表されていない。最近は国内でもシクロスポリン（サンディミュン®，ネオーラル®）が使用されている。ただし，シクロスポリンは副作用として腎障害が問題であるが，高齢の患者に比して，若い患者では腎機能の問題が少ないので，比較的容易に使用できる[5]。

　最近，新しい治療法としてTNF阻害薬の投与が行われるようになった。日本でもインフリキシマブ（レミケード®），ウステキヌマブ（ステラーラ®）およびアダリムマブ（ヒュミラ®）が保険適応となっている。PsAの皮膚症状と関節症状の両者に効果があると報告されている[6]。Gladmanらの最近の報告ではカナダで，PsAセンターの患者と他の施設の患者群を調べた報告がある。他施設に比して，DMARD

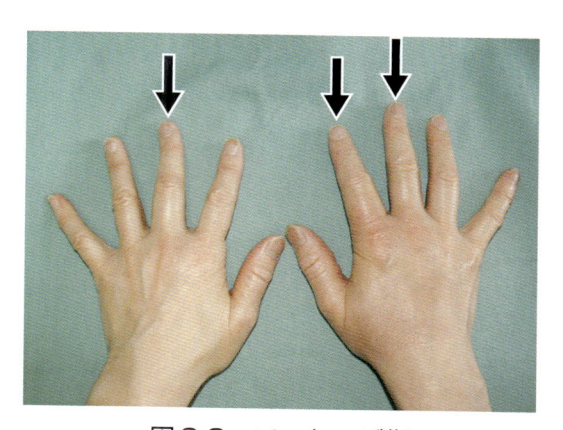

図6.3 ソーセージ指
全指とも腫脹がみられるが，右示指，両中指は顕著である。

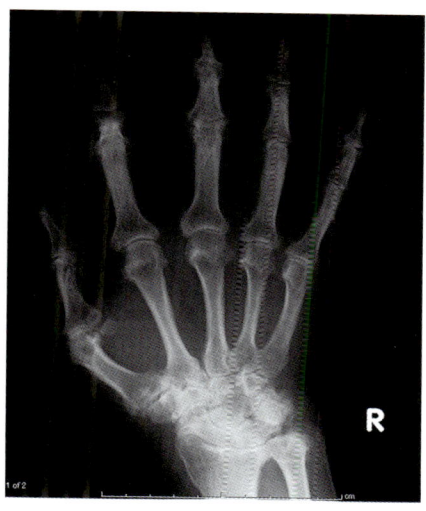

図6.4 乾癬性関節炎 手部X線像
左母指および小指のMP関節，示指・中指のMP関節，PIP関節，DIP関節，および手根部の関節に骨増殖と骨びらんの混在した所見が認められる。

を投与している頻度が少なく生物学的製剤の投与頻度が高かった。また，半数以上に関節破壊が認められた[7]。

症例6.1

- **患者**：男性，54歳，警備員。
- **主訴**：多発関節痛。
- **既往歴**：特記すべきことなし。
- **家族歴**：特記すべきことなし。
- **経過**：X年，乾癬を発病した。X＋3年から両手指痛が出現し，X＋4年から両膝関節痛が出現した。X＋5年，腰痛が高度のため当科を初診した。両手指の腫脹は顕著であり，X線所見では両膝蓋棘および仙腸関節炎が認められた。手指は全体に浮腫様であり，各指のDIP関節，PIP関節はごつごつした感じであり，屈曲が十分にできず，つねにこわばっている。現在，ロキソプロフェン，サラゾスルファピリジンの投与を行っている。
- **画像所見**：X線写真（図6.4）ではMP関節，PIP関節，DIP関節にも骨びらんと骨増殖性変化が認められる。

症例6.2

- ●患者：女性，23歳，飲食店員。
- ●主訴：多発関節痛。
- ●既往歴：特記すべきことなし。
- ●家族歴：特記すべきことなし。
- ●経過：X年より乾癬が出現し，加療を受けていた。X＋7年2月より全身広範囲の疼痛が出現し，4月に当科を初診した。当時の理学所見では四肢・体幹の付着部の圧痛が高度であった。X線所見では改正ニューヨーク診断基準（AS）で両側3度の仙腸関節炎が認められた。頭部には乾癬がみられた。アセメタシン，プレドニゾロン，サラゾスルファピリジンの投与を行うも疼痛の改善は十分ではなかった。9月，シクロスポリンの投与を開始した。しかし，指炎などの症状が増強し，X＋8年2月にはシクロスポリンを中止し，メトトレキサートを投与した後，症状は改善している。

3　関節リウマチ(RA)との差異

　PsAなどのSpAの有病率はRAとほぼ同等であるにもかかわらず，本邦では多くの患者に的確な診断が下されず，RAとされていることも多い。

　リウマチ診療ではつねにSpAも疑いながら患者を診ることが必要である。多発関節炎症状がある場合，RAを主に考える診療習慣が根強く医療者にみられるが，SpAは有病率も高く，日常診療では念頭において対応しなければならない。

　診察における問題点として，問診がかなりの重要部分を占めることがあげられる。SpAのヨーロッパ分類基準などをふまえた問診を行うよう心がける。注意しなければならないのは少年期から青年期の項部痛，背部痛，腰痛，殿部痛の既往である。特に肩こりに疼痛を伴っていたというのは重要な既往であり，項背部痛が若年時からあったという情報は重要である。

　また，深夜から未明，早朝にかけての疼痛もよく訴える。これらは安静時の自発痛と判断できる。末梢関節炎型の存在に注意することも大切である。RAおよびSpAともに手のこわばりを訴える症例が多い。項部痛，背部痛，腰殿部痛，胸肋鎖骨部痛，股関節痛，膝痛，足痛など，手指以外の疼痛症状，また，その既往に注意する。

次に診察では，視診がまず重要ポイントである。SpAでは手指のFIF関節の紡錘形の腫脹はほとんど出現しない。指全体が腫脹するソーセージ指に注意する。また，対称的でないことも多い。PsAでは手指の腫脹は数多くみられる。

　検査所見ではリウマトイド因子が陰性のことが多い。陽性であってもRAという速断をしないこと，また，HLA-B27陽性は地域により頻度差があるので，固執しないことが大切である。CASPAR基準を理解して，診断を進めることが勧められる。

4　まとめ

　PsAについて，最近の欧米の流れを中心に記した。日本でも乾癬患者は増加しており，それに伴いPsAの症例も増加傾向である。乾癬それ自体が軽症であってもPsAを発症することがある。四肢の屈側部など確認が難しい部位であっても皮膚病変に注意すべきであり，また，乾癬の家族歴の聴取も無視できない点である。

参 考 文 献

第1章　脊椎関節炎総論

1) van der Linden S, Valkenburg HA, Cats A : Evaluation of diagnostic criteria for ankylosing spondylitis. A proposal for modification of the New York criteria. Arthritis Rheum **27** : 361-368, 1984.
2) Dougados M, van der Linden S, Juhlin R, et al. : The European Spondylarthropathy Study Group preliminary criteria for the classification of spondylarthropathy. Arthritis Rheum **34** : 1218-1227, 1991.
3) Rudwaleit M, van de Heijde D, Landewé R, et al. : The development of Assessment of SpondyloArthritis international Society classification criteria for axial spondyloarthrltis (part Ⅱ) : validation and final selection. Ann Rheum Dis **68** : 777-783, 2009.
4) Benjamin M, Moriggl B, Brenner E, et al. : The "enthesis organ" concept : why enthesopathies may not present as focal insertional disorders. Arthritis Rheum **50** : 3306-3313, 2004.
5) McGonagle D : Enthesitis : an autoinflammatory lesion linking nail and joint involvement in psoriatic disease. J Eur Acad Dermatol Venereol **23** (Suppl 1) : 9-13, 2009.
6) Shichikawa K, Takenaka Y, Yukioka M, et al. : Polyenthesitis. Rheum Dis Clin North Am **18** : 203, 1992.
7) Mander M, Simpson JM, McLellan A, et al. : Studies with an enthesis index as a method of clinical assessment in ankylosing spondylitis. Ann Rheum Dis **46** : 197-202, 1987.
8) 浦野房三：女性の線維筋痛症と脊椎関節炎—広範囲疼痛診断の盲点を探る. 医学のあゆみ **219** : 404-405, 2006.
9) Heuft-Dorenbosch L, Spoorenberg A, van Tubergen A, et al. : Assessment of enthesitis in ankylosing spondylitis. Ann Rheum Dis **62** : 127-132, 2003.
10) Saurenmann RK, Rose JB, Tyrrell P, et al. : Epidemiology of juvenile idiopathic arthritis in a multiethnic cohort : ethnicity as a risk factor. Arthritis Rheum **56** : 1974-1984, 2007.
11) 七川歓次：脊椎関節炎を追って50年…そしてこれから. 日本脊椎関節炎学会誌 **3** : 151-166, 2011.
12) Wigley RD, Zhang NZ, Zeng QY, et al. : Rheumatic diseases in China : ILAR-China study comparing the prevalence of rheumatic symptoms in northern and southern rural populations. J Rheumatol **21** : 1484-1490, 1994.
13) Zeng QY, Chen R, Darmawan J, et al. : Rheumatic diseases in China. Arthritis Res Ther **10** : R17, 2008.
14) 藤田豊久, 井上康二, 小宮靖弘, 他：わが国における脊椎関節炎の有病率. 日本脊椎関節炎学会誌 **2**, 47-52, 2010.
15) Taniguchi Y, Kumon Y, Ohnishi T, et al. : Frequency of enthesitis in apparently healthy Japanese subjects detected by ^{18}F FDG-PET/CT. Mod Rheumatol **22** : 939-941, 2012.
16) 浦野房三：脊椎関節炎総論. 日本リウマチ学会生涯教育委員会, 日本リウマチ財団教育研修

委員会 編：リウマチ病学テキスト．診断と治療社，東京，pp156-158, 2010.
17) Brandt J, Bollow M, Häberle J, et al.：Studying patients with inflammatory back pain and arthritis of the lower limbs clinically and by magnetic resonance imaging：many, but not all patients with sacroiliitis have spondyloarthropathy. Rheumatology (Oxford) **38**：831-836, 1999.
18) Saraux A, Guedes C, Allain J, et al.：Prevalence of rheumatoid arthritis and spondyloarthropathy in Brittany, France. J Rheumatol **26**：2622-2627, 1999.
19) Chung HY, Machado P, van der Heijde D, et al.：HLA-B27 positive patients differ from HLA-B27 negative patients in clinical presentation and imaging：results from the DESIR cohort of patients with recent onset axial spondyloarthritis. Ann Rheum Dis Ann Rheum Dis **70**：1930-1936, 2011.
20) Ramonda R, Lorenzin M, Nigro AL, et al.：Anterior chest wall involvement in early stages of spondyloarthritis：advanced diagnostic tools. J Rheumatol **39**：1844-1849, 2012.
21) Zeidler H, Brandt J, Schnarr S, et al.：Undifferentiated spondyloarthritis. Ankylosing spondylitis and the spondyloarthropathies. Mosby Elsevier, Philadelphia, p75-93, 2006.
22) Rezaian MM, Brent LH：Undifferentiated spondyloarthropathy：three year follow-up study of 476 patients. Arthritis Rheum **40**(suppl)：S227, 1997.
23) 戸田克広：血清反応陰性脊椎関節炎と線維筋痛症の類似点と相違点．日本脊椎関節炎研究会誌 **1**：47-52, 2009.
24) 三木健司，行岡正雄，浦野房三，他：慢性疼痛疾患：線維筋痛症とリウマチ性脊椎関節炎の治療反応性の相違．日本脊椎関節炎学会誌 **2**：79-87, 2010.
25) Wolfe F, Smythe HA, Yunus MB, et al.：The American College of Rheumatology 1990 Criteria for the Classification of Fibromyalgia. Report of the Multicenter Criteria Committee. Arthritis Rheum **33**：160-172, 1990.
26) Amor B, Dougados M, Mijiyawa M：Criteria of the classification of spondylarthropathies. Rev Rhum Mal Osteoartic **57**：85-89, 1990.
27) Rudwaleit M, van der Heijde D, Landewé R, et al.：The Assessment of SpondyloArthritis International Society classification criteria for peripheral spondyloarthritis and for spondyloarthritis in general. Ann Rheum Dis **70**：25-31, 2011.
28) Goh L, Samanta A：Update on biologic therapies in ankylosing spondylitis：a literature review. Int J Rheum Dis **15**：445-454, 2012.
29) Aletaha D, Neogi T, Silman AJ, et al.：2010 rheumatoid arthritis classification criteria：an American College of Rheumatology/European League Against Rheumatism collaborative initiative. Ann Rheum Dis **69**：1580-1588, 2010.
30) Wolfe F, Clauw DJ, Fitzcharles MA, et al.：The American College of Rheumatology preliminary diagnostic criteria for fibromyalgia and measurement of symptom severity. Arthritis Care Res **62**：600-610, 2010.
31) Sampaio-Barros PD, Conde RA, Bonfiglioli R, et al.：Characterization and outcome of uveitis in 350 patients with spondyloarthropathies. Rheumatol Int **26**：1143-1146, 2006.
32) Ikegawa S, Urano F, Suzuki S, et al.：Three cases of pusutulotic arthro-osteitis associated

with episcleritis. J Am Acad Dermatol **41**：845-846, 1999.
33) Gradman 著, 浦野房三 監修, 田島彰子 訳：乾癬性関節炎. 新興医学出版社, 東京, 2010.
34) Langmead L, Irving P 著, 古川　滋 監修, 田島彰子 訳：炎症性腸疾患. 新興医学出版社, 東京, 2011.
35) Quismorio FP Jr：Pulmonary involvement in ankylosing spondylitis. Curr Opin Pulm Med **12**：342-345, 2006.
36) Dincer U, Cakar E, Kiralp MZ, et al.：The pulmonary involvement in rheumatic diseases：pulmonary effects of ankylosing spondylitis and its impact on functionality and quality of life. Tohoku J Exp Med **212**：423-423, 2007.
37) Ho HH, Yeh SJ, Tsai WP, et al.：Paroxysmal supraventricular tachycardia and Wolff-Parkinson-White syndrome in ankylosing spondylitis：a large cohort observation study and literature review. Semin Arthritis Rheum **42**：246-253, 2012.
38) Vosse D, van der Heijde D, Landewe R, et al.：Determinannts of hyper kyphosis in patients with ankylosing spondylitis. Ann Rheuma Dis **65**：770-774, 2006.
39) Klingberg E, Geijer M, Göthlin J, et al.：Vertebral fractures in ankylosing spondylitis are associated with lower bone mineral density in both central and peripheral skeleton. J Rheumatol **39**：1987-1995, 2012.
40) Garett S, Jenkinson T, Kennedy G, et al.：A new approach to defining disease status in ankylosing spondylitis：the Bath Ankylosing Spondylitis Disease Activity Index. J Rheumatol **21**：2286-2291, 1994.
41) Calin A, Garrett S, Whitelock H, et al.：A new approach to defining functional ability in ankylosing spondylitis：the development of the Bath Ankylosing Spondylitis Functional Index. J Rheumatol **21**：2281-2285, 1994.
42) Jenkinson TR, Mallorie PA, Whitelock HC, et al.：Definening spinal mobility in Ankylosing spondylitis(AS), The Bath AS Metrology Index. J Rheumatol **21**：1694-1698, 1994.
43) Zochling J：Measures of symptoms and disease status in ankylosing spondylitis：Ankylosing Spondylitis Disease Activity Score(ASDAS), Ankylosing Spondylitis Quality of Life Scale(ASQoL), Bath Ankylosing Spondylitis Disease Activity Index(BASDAI), Bath Ankylosing Spondylitis Functional Index(BASFI), Bath Ankylosing Spondylitis Global Score(BAS-G), Bath Ankylosing Spondylitis Metrology Index(BASMI), Dougados Functional Index(DFI), and Health Assessment Questionnaire for the Spondylarthropathies(HAQ-S). Arthritis Care Res(Hoboken)**63**(Suppl 11)：S47-58, 2011
44) Assessment of SpondyloArthritis international Society：Quick ASDAS-CRP calculation form. http://www.asas-group.org/research.php?id=01(2013.11.13).
45) Brandt J, Khariouzov A, Listing J, et al.：Successful short term treatment of patients with severe undifferentiated spondyloarthritis with the anti-tumor necrosis factor-alpha fusion receptor protein etanercept. J Rheumatol **31**：531-538, 2004.
46) MacKay K, Mack C, Brophy S, et al.：The Bath Ankylosing Spondylitis Radiology Index (BASRI)：a new, validated approach to disease assessment. Arthritis Rheum **41**：2263-2270, 1998.

第2章 多発性付着部炎診察法

1) Rudwaleit M, van der Heijde D, Landewé R, et al.：The Assessment of SpondyloArthritis International Society classification criteria for peripheral spondyloarthritis and for spondyloarthritis in general. Ann Rheum Dis 70：25-31 2011.
2) Mander M, Simpson JM, Mclellan A, et al.：Studies with an enthesis index as a method of clinical assessment in ankylosing spondylitis. Ann Rheum Dis 46：197-202, 1987.
3) Saurenmann RK, Rose JB, Tyrrell P, et al.：Epidemiology of juvenile idiopathic arthritis in a multiethnic cohort：ethnicity as a risk factor. Arthritis Rheum 56：1974-1984, 2007.
4) Dougados M, van der Linden S, Juhlin R, et al.：The European Spondylarthropathy Study Group preliminary criteria for the classification of spondylarthropathy. Arthritis Rheum 34：1218-1227, 1991.
5) 浦野房三：症例から学ぶ脊椎関節炎. pp125-131, 新興医学出版社, 東京, 2008.
6) 日本ペインクリニック学会：ペインクリニックで行う薬物療法：NSAIDs. http://www.jspc.gr.jp/gakusei/gakusei_cure_03_01.html（2013.11.13）.
7) Jenkinson TR, Mallorie PA, Whitelock HC, et al.：Defining spinal mobility in Ankylosing spondylitis（AS）, The Bath AS Metrology Index. J Rheumatol 21：1694-1698, 1994.
8) Khan MA 著, 浦野房三 監修, 田島彰子 訳：強直性脊椎炎. pp14-15, 新興医学出版社, 東京, 2008.
9) 竹谷内宏明, 竹谷内伸佳：カイロプラクティック講座—整形学的検査法. 科学新聞社, 東京, pp76-77, 1983.
10) 浦野房三, 鈴木貞博, 石川 守, 他：両胸鎖関節強直により両肩関節部のひきあげ運動が困難となった掌蹠膿疱症性骨関節炎の症例. 中部リウマチ 30：177-178, 1999.
11) Calin A, Garrett S, Whitelock H, et al.：A new approach to defining functional ability in ankylosing spondylitis：the development of the Bath Ankylosing Spondylitis Functional Index. J Rheumatol 21：2281-2285, 1994.

第3章 脊椎関節炎各論

1) Dougados M, van der Linden S, Juhlin R, et al.：The European Spondylarthropathy Study Group preliminary criteria for the classification of spondylarthropathy. Arthritis Rheum 34：1218-1227, 1991.
2) 浦野房三：脊椎関節炎の診断—強直性脊椎炎から軸性脊椎関節炎へ—. 炎症と免疫 21：79-85, 2013.
3) Amor B, Dougados M, Mijiyawa M：Criteria of the classification of spondylarthropathies. Rev Rhum Ml Osteoartic 57：85-89, 1990.
4) van der Linden S, Valkenburg HA, Cats A：Evaluation of diagnostic criteria for ankylosing spondylitis. A proposal for modification of the New York criteria. Arthritis Rheum 27：361-368, 1984.
5) van der Heijde D, Sieper J, Maksymowych WP, et al.：2010 Update of the international

ASAS recommendations for the use of anti-TNF agents in patients with axial spondyloarthritis. Ann Rheum Dis 70：905-908, 2011.
6) Rudwaleit M, van de Heijde D, Landewé, et al.：The development of Assessment of SpondyloArthritis international Society classification criteria for axial spondyloarthritis (part Ⅱ)：validation and final selection. Ann Rheum Dis 68：777-783, 2009.
7) Aydin SZ, Maksymowych WP, Bennett AN, et al.：Validation of the ASAS criteria and definition of a positive MRI of the sacroiliac joint in an inception cohort of axial spondyloarthritis followed up for 8 years. Ann Rheum Dis 71：56-60, 2012.
8) 藤田豊久, 井上康二, 小宮靖弘, 他：わが国における脊椎関節炎の有病率. 日本脊椎関節炎学会誌 2, 47-52, 2010.
9) Taniguchi Y, Kumon Y, Ohnishi T, et al.：Frequency of enthesitis in apparently healthy Japanese subjects detected by ^{18}F FDG-PET/CT. Mod Rheumatol 22：939-941, 2012.
10) Rudwaleit M, van der Heijde D, Landewé R, et al.：The Assessment of SpondyloArthritis International Society classification criteria for peripheral spondyloarthritis and for spondyloarthritis in general. Ann Rheum Dis 70：25-31, 2011.
11) Zeidler H, Brandt J, Schnarr S：Undifferentiated spondyloarthritis. Ankylosing spondylitis and the spondyloarthropathies. Mosby Elsevier, Philadelphia, pp75-93, 2006.
12) 浦野房三：脊椎関節炎総論. 日本リウマチ学会生涯教育委員会, 日本リウマチ財団教育研修委員会 編：リウマチ病学テキスト. pp156-158, 診断と治療社, 東京, 2010
13) Creemers MC, Franssen MJ, van't Hof MA, et al.：Assessment of outcome in ankylosing spondylitis：an extended radiographic scoring system. Ann Rheaum Dis 64：127-129, 2005.
14) Vosse D, van der Heijde D, Landewé R, et al.：Determinants of hyperkyphosis in patients with ankylosing spondylitis. Ann Rheuma Dis 65：770-774, 2006.
15) Chung HY, Machado P, van der Heijde D, et al.：HLA-B27 positive patients differ from HLA-B27 negative patients in clinical presentation and imaging：results from the DESIR cohort of patients with recent onset axial spondyloarthritis. Ann Rheum Dis 70：1930-1936, 2011.
16) Lee JS, Lee S, Bang SY, et al.：Prevalence and risk factors of anterior atlantoaxial subluxation in ankylosing spondylitis. J Rheumatol 39：2321-2326, 2012.
17) Peluso R, Dl Minno MN, Bruner V, et al.：Discovertebral erosions in patients with enteropathic spondyloarthritis. J Rheumatol 39：2332-2340, 2012.
18) Emad Y, Ragab Y, Gheita T, et al.：Knee enthesitis and synovitis on magnetic resonance imaging in patients with psoriasis without arthritic symptoms. J Rheumatol 39：1979-1986, 2012.
19) McGonagle D, Gibbon W, O'Conner P, et al.：Characteristic magnetic resonance imaging entheseal changes of knee synovitis in spondylarthropathy. Arthritis Rheum 41：694-700, 1998.
20) Hill JA, Lombardo SJ：Ankylosing spondylitis presenting as shoulder pain in an athlete. A case report. Am J Sports Med 9：262-264, 1981.

21) Lambert RG, Dhillon SS, Jhangri GS, et al.：High prevalence of symptomatic enthesopathy of the shoulder in ankylosing spondylitis：deltoid origin involvement constitutes a hallmark of disease. Arthritis Rheum **51**：681-690, 2004.

22) Taniguchi Y, Arii K, Kumon Y：Positron emission tomography/computed tomography：a clinical tool for evaluation of enthesitis in patients with spondyloarthritides. Rheumatology (Oxford). **49**：348-354, 2010.

23) 浦野房三, 小野静一, 原 亮祐, 他：膝関節の高度伸展拘縮をきたした未分化型脊椎関節炎の小児症例. 日本脊椎関節炎学会誌 **4**：41-46, 2012.

24) Falsetti P, Acciai C, Lenzi L, et al.：Ultrasound of enthesopathy in rheumatic diseases. Mod Rheumatol **19**：103-113, 2009.

25) D'Agostino MA, Said-Nahal R, Hacquard-Bouder C, et al.：Assessment of peripheral enthesitis in the spondylarthropathies by ultrasonography combined with power Doppler：a cross-sectional study. Arthritis Rheum **48**：523-533, 2003.

26) Balint PV, Kane D, Wilson H, et al.：Ultrasonography of entheseal insertions in the lower limb in spondyloarthropathy. Ann Rheum Dis **61**：905-910, 2002.

27) Benjamin M, Moriggl B, Brenner E, et al.：The "enthesis organ" concept. Arthritis Rheum 50：3306-3313, 2004.

28) 七川歓次：脊椎関節炎を追って50年…そしてこれから. 日本脊椎関節炎学会誌 **3**：151-266, 2011.

29) Heuft-Dorenbosch L, Spoorenberg A, van Tubergen A, et al.：Assessment of enthesitis in ankylosing spondylitis. Ann Rheum Dis **62**：127-132, 2003.

30) McGonagle D, Marzo-Ortega H, O'Connor P, et al.：Histological assessment of the early enthesitis lesion in spondyloarthropathy. Ann Rheum Dis **61**：534-537, 2002.

31) McGonagle D, Aydin SZ, Tan AL：The synovio-entheseal complex and its role in tendon and capsular associated inflammation. J Rheumatol **39**(Suppl 89)：11-14, 2012.

32) Yang C, Gu J, Rihl M, et al.：Serum levels of matrix metalloproteinase 3 and macrophage colony-stimulating factor 1 correlate with disease activity in ankylosing spondylitis. Arthrtis Rheum **51**：691-699, 2004.

33) Tanaka H, Akaza T, Juli T：Report of the Japanese Central Bone Marrow Data Center. Clin Transpl：139-144, 1996.

34) 田中史生：倭国と渡来人―交錯する「内」と「外」―. 吉川弘文館, 東京, 2005.

35) Khan MA 著, 浦野房三 監修, 田島彰子 訳：強直性脊椎炎. 新興医学出版社, 東京, 2008.

36) 浦野房三：症例から学ぶ脊椎関節炎. 新興医学出版社, 東京, 2008.

37) Liao HT, Lin KC, Chen CH, et al.：Human leukocyte antigens in undifferentiated spondyloarthritis. Semin Arthritis Rheum **37**：198-201, 2007.

第4章　脊椎関節炎の薬物療法と予後

1) Wanders A, Heijde Dv, Landewé R, et al.：Nonsteroidal antiinflammatory drugs reduce radiographic progression in patients with ankylosing spondylitis：a randomized clinical

trial. Arthritis Rheum **52** : 1756-1765, 2005.
2) Kroon F, Landewé R, Dougados M, et al. : Continuous NSAID use reverts the effects of inflammation on radiographic progression in patients with ankylosing spondylitis. Ann Rheum Dis **71** : 1623-1629, 2012.
3) Chen J, Liu C : Is sulfasalazine effective in ankylosing spondylitis? A systematic review of randomized controlled trials. J Rheumatol **33** : 722-731, 2006.
4) Braun J, Pavelka K, Ramos-Remus C, et al. : Clinical efficacy of etanercept versus sulfasalazine in ankylosing spondylitis subjects with peripheral joint involvement. J Rheumatol **39** : 836-840, 2012.
5) Toussirot É : Current therapeutics for spondyloarthritis. Expert Opin Pharmacother **12** : 2469-2677, 2011.
6) Mulleman D, Lauféron F, Wendling D, et al. : Infliximab in ankylosing spondylitis : alone or in combination with methotrexate? A pharmacokinetic comparative study. Arthritis Res Ther **13** : R82, 2011.
7) Haibel H, Sieper J : Use of methotrexate in patients with ankylosing spondylitis. Clin Exp Rheumatol **28**(5 Suppl 61) : S128-131, 2010.
8) van der Heijde, Dijkmans B, Geusens P, et al. : Efficacy and safety of infliximab in patients with ankylosing spondylitis : result of randomized, placebo-controlled trial (ASSERT). Arthritis Rheum **52** : 582-591, 2005.
9) Plasencia C, Pascual-Salcedo D, Nuño L, et al. : Influence of immunogenicity on the efficacy of longterm treatment of spondyloarthritis with infliximab. Ann Rheum Dis **71** : 1955-1960, 2012.
10) Song IH, Weiß A, Hermann KG, et al. : Similar response rates in patients with ankylosing spondylitis and non-radiographic axial spondyloarthritis after 1 year of treatment with etanercept : results from the ESTHER trial. Ann Rheum Dis **72** : 823-825, 2013.
11) Barkham N, Coates LC, Keen H, et al. : Double-blind placebo-controlled trial of etanercept in the prevention of work disability in ankylosing spondylitis. Ann Rheum Dis **69** : 1926-1928, 2010.
12) Rudwaleit M, Baraliakos X, Listing J, et al. : Magnetic resonance imaging of the spine and the sacroiliac joints in ankylosing spondylitis and undifferentiated spondyloarthritis during treatment with etanercept. Ann Rheum Dis **64** : 1305-1310, 2005.
13) van der Burg LR, Ter Wee MM, Boonen A : Effect of biological therapy on work participation in patients with ankylosing spondylitis : a systematic review. Ann Rheum Dis **71** : 1924-1933, 2012.
14) Maksymowych WP, Gooch KL, Wong RL, et al. : Impact of age, sex, physical function, health-related quality of life, and treatment with adalimumab on work status and work productivity of patients with ankylosing spondylitis. J Rheumatol **37** : 385-392, 2010.
15) Ogata A, Umegaki N, Katayama I, et al. : Psoriatic arthritis in two patients with an inadequate response to treatment with tocilizumab. Joint Bone Spine **79** : 85-97, 2012.
16) Her M, Kavanaugh A : Treatment of spondyloarthropathy : the potential for agents other

than TNF inhibitors. Curr Opin Rheumatol 25：455-459, 2013.
17) Braun J, Baraliakos X, Hermann KG, et al.：Golimumab reduces spinal inflammation in ankylosing spondylitis：MRI results of the randomized, placebo-controlled GO-RAISE study. Ann Rheum Dis 71：878-884, 2012.
18) Cooksey R, Brophy S, Gravenor MB, et al.：Frequency and characteristics of disease flares in ankylosing spondylitis. Rheumatology(Oxford) 49：929-932, 2010.
19) Cicero TJ, Inciardi JA, Adams EH, et al.：Rates of abuse of tramadol remain unchanged with the introduction of new branded and generic products：results of an abuse monitoring system, 1994-2004. Pharmacoepidemiology and Drug Safety, 851-859, 2005.
20) 吉澤一巳, 成田 年, 新倉慶一, 他：疼痛下におけるモルヒネの精神依存形成抑制とその機序. Pain Clinic 31：1434-1439, 2010.
21) Doran MF, Brophy S, MacKay K, et al.：Predictors of longterm outcome in ankylosing spondylitis. J Rheumatol 30：316-20, 2003.
22) Bakland G, Gran JT, Nossent JC：Increased mortality in ankylosing spondylitis is related to disease activity. Ann Rheum Dis 70：1921-1925, 2011.
23) Gerdan V, Akar S, Solmaz D, et al.：Initial diagnosis of lumbar disc herniation is associated with a delay in diagnosis of ankylosing spondylitis. J Rheumatol 39：1996-1999, 2012.
24) Poddubnyy D, Brandt H, Vahldiek J, et al.：The frequency of non-radiographic axial spondyloarthritis in relation to symptom duration in patients referred because of chronic back pain：results from the Berlin early spondyloarthritis clinic. Ann Rheum Dis 71：1998-2001, 2012.

第5章　ADL指導とリハビリテーション

1) Khan MA 著, 浦野房三 監修, 田島彰子 訳：強直性脊椎炎. 新興医学出版社, 東京, 2008.
2) Passalent LA, Soever LJ, O'shea FD, et al.：Exercise in ankylosing spondylitis：discrepancies between recommendation and reality. J Rheumatol 37：835-841, 2010.
3) Duncan L, Wilson F, Conway R, et al.：Increased body mass index in ankylosing spondylitis is associated with greater burden of symptoms and poor perceptions of the benefits of exercise. J Rheumatol 39：2310-2314, 2012.
4) Poddubnyy D, Haibel H, Listing J, et al.：Baseline radiographic damage, elevated acute-phase reactant levels, and cigarette smoking status predict spinal radiographic progression in early axial spondylarthritis. Arthritis Rheum 64：1388-1398, 2012.
5) Chung HY, Machado P, van der Heijde D, et al.：Smokers in early axial spondyloarthritis have earlier disease onset, more disease activity, inflammation and damage, and poorer function and health-related quality of life：results from the DESIR cohort. Ann Rheum Dis 71：809-816, 2012.
6) Thumbikat P, Hariharan RP, Ravichandran G, et al.：Spinal cord injury in patients with ankylosing spondylitis：a 10-year review. Spine(Phila Pa 1976) 32：2989-2995, 2007.
7) Jacoby RK, Newell RL, Hickling P：Ankylosing spondylitis and trauma：the medicolegal

implications. A comparative study of patients with non-specific back pain. Ann Rheum Dis **44** : 307-311, 1985.
8) Kebapcilar L, Bilgir O, Alacacioglu A, et al. : Impaired hypothalamo-pituitary-adrenal axis in patients with ankylosing spondylitis. J Endocrine Invest **33** : 42-47, 2010.
9) Atzeni F, Straub RH, Cutolo M, et al. : Psoriatic arthritis : clinical improvement and correlation with hormone axes in etanercept-treated patients. Ann NY Acad Sci **1193** : 176-178, 2010.

付録　乾癬性関節炎

1) Gladman D, Chandran V 著, 浦野房三 監修, 田島彰子 訳：乾癬性関節炎. 新興医学出版社, 東京, 2010.
2) 浦野房三：乾癬性関節炎と関節リウマチ. RA Trends **2** : 10-12, 2011.
3) Moll JM, Wright V : Psoriatic arthritis. Semin Arthritis Rheum **3** : 55-78, 1973.
4) Coates LC, Conaghan PG, Emery P, et al. : Sensitivity and specificity of the classification of psoriatic arthritis criteria in early psoriatic arthritis. Arthritis Rheum **64** : 3150-3155, 2012.
5) Soriano ER, McHugh NJ : Therapies for peripheral joint disease in psoriatic arthritis. A systematic review. J Rheumatol **33** : 1422-1430, 2006.
6) Mease P, Goffe BS : Diagnosis and treatment of psoriatic arthritis. J Am Acad Dermatol **52** : 1-19, 2005.
7) Gladman DD, Chandran V, Thavaneswaran A, et al. : Psoriatic arthritis in Canadian clinical practice : the PsA assessment in rheumatology. J Rheumatol **39** : 1850-1853, 2012.

索 引

欧 文

—A—
Amor分類基準 ················· 10
ankylosing tarsitis ················· 57
ASAS ················· 2, 12
ASDAS ················· 18
axial SpA ················· 10
axial spondyloarthritis ················· 2

—B—
bamboo spine ················· 2
BASDAI ················· 17
BASFI ················· 18
BASMI ················· 18
BASRI ················· 65

—C—
CASPAR ················· 85
Crohn病 ················· 15

—D—
digititis ················· 29

—E—
EBBS ················· 71
enthesis organ ················· 2
enthesis organ concept ················· 49
enthesitis ················· 4, 22

—F—
face scale ················· 9
FDG／PET ················· 46
FM ················· 14

—G—
GRAPPA ················· 84

—H—
HLA-B27 ················· 5, 50
HLA-Bローカス ················· 50

—M—
MASES ················· 2
MEI ················· 2

mSASSS ················· 40

—N—
non-radiographic axial spondyloarthritis
················· 10, 37
nr-axial SpA ················· 10, 37, 42
NSAIDs ················· 54

—P—
polyenthesitis ················· 2
pSpA ················· 10

—S—
SAPHO ················· 15
SEC ················· 50
short τ inversion recovery ················· 37
STIR ················· 37
syndesmophyte ················· 54
synovio-entheseal complex ················· 50

和 文

—あ—
アクテムラ ················· 61
アセトアミノフェン ················· 63
アダリムマブ ················· 56, 59
アバタセプト ················· 61
アモール分類基準 ················· 10

—い—
インフリキシマブ ················· 56

—う—
ウステキヌマブ ················· 86

—え—
エタネルセプト ················· 56, 58
エリクセンテスト ················· 27
炎症性脊椎痛 ················· 7
エンブレル ················· 58

—お—
オレンシア ················· 61

—か—
外傷 ················· 81

索 引

改正ニューヨーク診断基準⋯⋯⋯⋯⋯35
潰瘍性大腸炎⋯⋯⋯⋯⋯⋯⋯⋯⋯⋯15
肩関節MRI⋯⋯⋯⋯⋯⋯⋯⋯⋯⋯⋯45
ガバペンチン⋯⋯⋯⋯⋯⋯⋯⋯⋯⋯58
環軸関節亜脱臼⋯⋯⋯⋯⋯⋯⋯⋯⋯42
間質性肺炎⋯⋯⋯⋯⋯⋯⋯⋯⋯⋯⋯16
関節リウマチ(RA)⋯⋯⋯⋯⋯⋯⋯⋯13
感染症⋯⋯⋯⋯⋯⋯⋯⋯⋯⋯⋯⋯⋯16
間脳下垂体副腎系⋯⋯⋯⋯⋯⋯⋯⋯82

—き—
強オピオイド⋯⋯⋯⋯⋯⋯⋯⋯⋯⋯63
胸郭運動⋯⋯⋯⋯⋯⋯⋯⋯⋯⋯⋯⋯75
胸部痛⋯⋯⋯⋯⋯⋯⋯⋯⋯⋯⋯⋯⋯12
棘上筋⋯⋯⋯⋯⋯⋯⋯⋯⋯⋯⋯⋯⋯45
棘上靱帯⋯⋯⋯⋯⋯⋯⋯⋯⋯⋯⋯⋯24
禁煙⋯⋯⋯⋯⋯⋯⋯⋯⋯⋯⋯⋯⋯⋯72
筋肉痛⋯⋯⋯⋯⋯⋯⋯⋯⋯⋯⋯⋯⋯6

—く—
屈側部乾癬⋯⋯⋯⋯⋯⋯⋯⋯⋯⋯⋯85
クローン病⋯⋯⋯⋯⋯⋯⋯⋯⋯⋯⋯15

—け—
頸椎後屈テスト⋯⋯⋯⋯⋯⋯⋯⋯⋯24
頸椎伸展⋯⋯⋯⋯⋯⋯⋯⋯⋯⋯⋯⋯25
頸椎側屈⋯⋯⋯⋯⋯⋯⋯⋯⋯⋯⋯⋯25
肩鎖関節⋯⋯⋯⋯⋯⋯⋯⋯⋯⋯⋯⋯44
腱板⋯⋯⋯⋯⋯⋯⋯⋯⋯⋯⋯⋯⋯⋯44
肩峰下滑液包⋯⋯⋯⋯⋯⋯⋯⋯⋯⋯45

—こ—
虹彩炎⋯⋯⋯⋯⋯⋯⋯⋯⋯⋯⋯⋯⋯43
呼吸運動⋯⋯⋯⋯⋯⋯⋯⋯⋯⋯⋯⋯72
骨髄浮腫⋯⋯⋯⋯⋯⋯⋯⋯⋯⋯⋯⋯42
骨粗鬆症⋯⋯⋯⋯⋯⋯⋯⋯⋯⋯⋯⋯16
骨密度⋯⋯⋯⋯⋯⋯⋯⋯⋯⋯⋯⋯⋯16
ゴリムマブ⋯⋯⋯⋯⋯⋯⋯⋯⋯⋯⋯62
こわばり感⋯⋯⋯⋯⋯⋯⋯⋯⋯⋯⋯7
昏睡体位⋯⋯⋯⋯⋯⋯⋯⋯⋯⋯⋯⋯69

—さ—
サラゾスルファピリジン⋯⋯⋯⋯⋯54
三尖弁閉鎖不全⋯⋯⋯⋯⋯⋯⋯⋯⋯65

—し—
軸性脊椎関節炎⋯⋯⋯⋯⋯⋯⋯⋯⋯2
軸性脊椎関節炎分類基準⋯⋯⋯⋯⋯36
弱オピオイド⋯⋯⋯⋯⋯⋯⋯⋯⋯⋯63
若年性特発性関節炎⋯⋯⋯⋯⋯⋯6, 48
循環器系合併症⋯⋯⋯⋯⋯⋯⋯⋯⋯16
掌蹠膿疱症性骨関節炎⋯⋯⋯⋯⋯⋯58
上腕骨頭大結節⋯⋯⋯⋯⋯⋯⋯⋯⋯44
ショーバーテスト⋯⋯⋯⋯⋯⋯⋯⋯26
靱帯棘⋯⋯⋯⋯⋯⋯⋯⋯⋯⋯⋯⋯⋯54
診断遅延⋯⋯⋯⋯⋯⋯⋯⋯⋯⋯⋯⋯65
シンポニー⋯⋯⋯⋯⋯⋯⋯⋯⋯⋯⋯62

—す—
ステラーラ⋯⋯⋯⋯⋯⋯⋯⋯⋯⋯⋯86
ステロイド⋯⋯⋯⋯⋯⋯⋯⋯⋯⋯⋯72
ストレッチ体操⋯⋯⋯⋯⋯⋯⋯⋯⋯74

—せ—
生体防御系⋯⋯⋯⋯⋯⋯⋯⋯⋯⋯⋯82
生物学的製剤⋯⋯⋯⋯⋯⋯⋯⋯⋯⋯56
線維筋痛症⋯⋯⋯⋯⋯⋯⋯⋯⋯⋯7, 14
尖足位⋯⋯⋯⋯⋯⋯⋯⋯⋯⋯⋯⋯⋯57

—そ—
側胸部圧迫テスト⋯⋯⋯⋯⋯⋯⋯⋯29
側坐核⋯⋯⋯⋯⋯⋯⋯⋯⋯⋯⋯⋯⋯64
ソーセージ指⋯⋯⋯⋯⋯⋯⋯⋯⋯⋯7
ソーセージ様⋯⋯⋯⋯⋯⋯⋯⋯⋯⋯29

—た—
体重減少⋯⋯⋯⋯⋯⋯⋯⋯⋯⋯⋯⋯8
大動脈弁閉鎖不全⋯⋯⋯⋯⋯⋯⋯⋯65
脱力感⋯⋯⋯⋯⋯⋯⋯⋯⋯⋯⋯⋯⋯6
多発性付着部炎⋯⋯⋯⋯⋯⋯⋯⋯⋯2
多発性付着部炎研究会⋯⋯⋯⋯⋯⋯4

—ち—
竹状脊椎⋯⋯⋯⋯⋯⋯⋯⋯⋯⋯⋯2, 40
超音波⋯⋯⋯⋯⋯⋯⋯⋯⋯⋯⋯⋯⋯46

—つ—
椎間関節⋯⋯⋯⋯⋯⋯⋯⋯⋯⋯⋯⋯24
椎体骨折⋯⋯⋯⋯⋯⋯⋯⋯⋯⋯⋯⋯16

—て—
伝導障害⋯⋯⋯⋯⋯⋯⋯⋯⋯⋯⋯⋯65

─と─

トシリズマブ ……………………………… 56, 61

─の─

囊腫様低エコー ……………………………… 49

─は─

肺機能障害 …………………………………… 16
発熱 ……………………………………………… 8

─ひ─

非X線的軸性脊椎関節炎 ………………… 10, 37
ヒュミラ ……………………………………… 59
疲労感 ………………………………………… 6, 8

─ふ─

フェンタニル貼付剤 ………………………… 63
付着部炎 …………………………………… 8, 22
付着部器官説 ………………………………… 49
ぶどう膜炎 …………………………………… 15

─ほ─

房室ブロック ………………………………… 65

─ま─

末梢関節炎 …………………………………… 6
末梢性脊椎関節炎 …………………………… 10
末梢性脊椎関節炎分類基準 ………………… 38

─ま(慢)─

慢性疲労症候群 …………………………… 6, 14

─み─

未分化型脊椎関節炎 ……………………… 7, 35

─む─

むち打ち損傷 ………………………………… 81

─も─

モルヒネ ……………………………………… 64

─や─

薬物依存症 …………………………………… 65

─ゆ─

有酸素運動 …………………………………… 73
指炎 …………………………………………… 29

─よ─

腰部椎間板ヘルニア ………………………… 65
ヨーロッパ分類基準 …………………… 2, 34

─り─

リウマチ性多発筋痛症 ……………………… 14

─れ─

レミケード …………………………………… 56

─わ─

和式生活 ……………………………………… 68

著者略歴
浦野　房三（うらの　ふさぞう）

JA長野厚生連篠ノ井総合病院　リウマチ膠原病センター・リウマチ科
　院長補佐，リウマチ膠原病センター長，リウマチ科部長

昭和51年	和歌山県立医科大学卒業
昭和57年	篠ノ井総合病院 整形外科医長
平成 2 年	信州大学医学部にて医学博士取得
平成 3 年	米国Case Western Reserve University, rheumatology留学
	（日本リウマチ財団派遣医）
平成 5 年	信州大学医学部 整形外科委嘱講師
平成 8 年	篠ノ井総合病院 リウマチ膠原病センター・リウマチ科医長
平成19年	同センター・リウマチ科部長
平成20年	同センター・センター長
平成24年	篠ノ井総合病院 院長補佐

所属団体等
多発性付着部炎研究会(世話人代表)，日本脊椎関節炎学会(理事)，日本線維筋痛症学会(理事)，日本リウマチ学会(評議員，専門医，指導医)，中部リウマチ学会(理事)

著書・監修書
「症例から学ぶ脊椎関節炎」「臨床医のための線維筋痛症」「(the Facts)強直性脊椎炎」「(the Facts)乾癬性関節炎」「(the Facts)変形性関節症」(以上，新興医学出版社)，「こうすれば楽になる線維筋痛症」(保健同人社)

© 2014　　　　　　　　　　　　　　第 1 版発行　2014年 4 月19日

軸性脊椎関節炎
―診断からリハビリ・患者指導まで―

（定価はカバーに表示してあります）

検印省略

著　者　　浦　野　房　三
発行者　　林　　　峰　子
発行所　　株式会社 新興医学出版社
〒113-0033　東京都文京区本郷 6 丁目 26 番 8 号
電話　03(3816)2853　　FAX　03(3816)2895

印刷　株式会社 藤美社　　ISBN978-4-88002-748-7

- 本書の複製権・上映権・譲渡権・公衆送信権（送信可能化権を含む）は株式会社新興医学出版社が保有します。
- 本書を無断で複製する行為、(コピー、スキャン、デジタルデータ化など)は、著作権法上での限られた例外（「私的使用のための複製」など）を除き禁じられています。研究活動、診療を含み業務上使用する目的で上記の行為を行うことは大学、病院、企業などにおける内部的な利用であっても、私的使用には該当せず、違法です。また、私的使用のためであっても、代行業者等の第三者に依頼して上記の行為を行うことは違法となります。
- JCOPY 〈(社) 出版者著作権管理機構 委託出版物〉
本書の無断複写は著作権法上での例外を除き禁じられています。複写される場合は、そのつど事前に (社) 出版者著作権管理機構（電話 03-3513-6969、FAX 03-3513-6979、e-mail : info@jcopy.or.jp）の許諾を得てください。